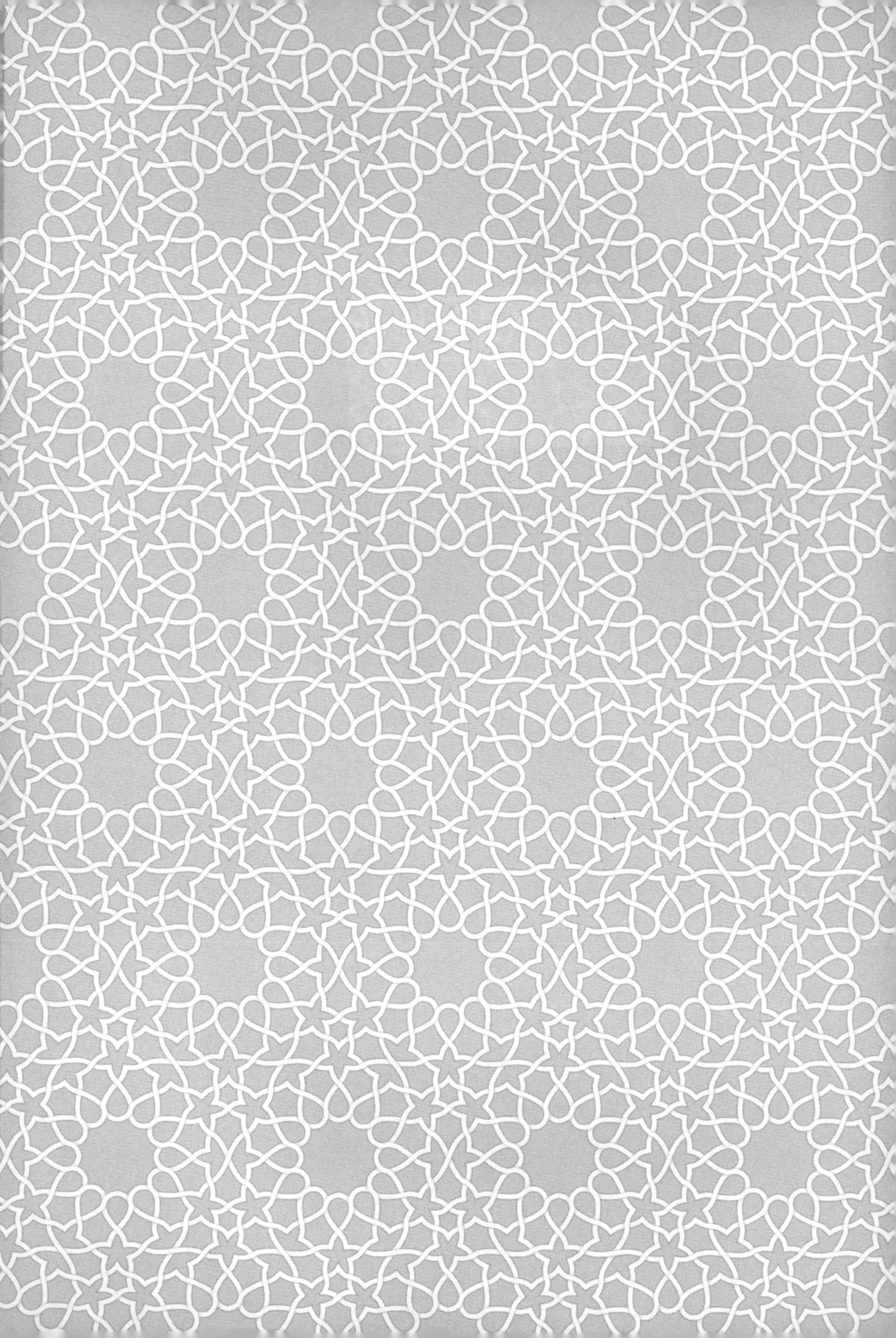

眾生

瀕死的慰藉

結合醫療與宗教的臨終照護

玉置妙憂——著　洪玉珊——譯

死にゆく人の心に寄りそう
医療と宗教の間のケア

目錄

第2章　身為護理師的我，成為僧侶的契機　65

第4章 撫慰生者的心靈 167

【作者序】

致台灣的讀者們

我於二〇一五年認識了台灣大悲學苑的法師。透過友人介紹，在日本拜會法鼓山的釋惠敏教授時得知「台北正在舉行由法師與護理師一同陪伴臨終之人的精神關懷活動。」便於次月踏上台灣的土地，前往拜訪這些法師。

二十五年來，我作爲站在醫療現場的護理師，不斷地思考「死亡」的議題。二〇一二年丈夫因癌症過世後，我開始專注於探求「對於臨終之人的精神關懷」。那時，我遇見了大悲學苑的法師們。

大悲學苑的活動讓我非常震驚。醫療與宗教協力合作，人們在日常生活中接受「死亡」，哀悼的同時也尊重「死亡」。臨終之人與家屬得到精神關懷的大力支持。這一切，在我居住的日本全都聞所未聞。

從那時之後，我便經常拜訪台灣，在法師的指導下學習。二〇一九年，我做好充分準備後，於東京成立大慈學苑。想當然爾，大慈學苑遵循的是大悲學苑的活動模式。我希望在日本實踐法師們創建的美好活動，並懷著這股信念投入推廣。

我在日本實施的精神關懷訪問活動，與台灣有很大的不同。台灣法師的主要協助對象是臨終病人，但大慈學苑接受的協助請求有四成爲精神疾病患者。如何實踐精神疾病患者的精神關懷，對我而言是個全然未知的世界，亦是一項挑戰。

活動伊始，請求協助的案件寥寥無幾。然而，現今我們正全力回應一般家庭、普通醫院、安寧治療院所、精神病院、醫療機構、護理大學及高中等來自各地的協助請求。

透過在日本推行活動，我感覺「死亡」在日本仍舊是個禁忌話題，無論從社會的角度或個人的立場，人們依然不知道該如何面對臨終之人。在這方面，我覺得日本遠遠落後於台灣。

我在本書中介紹了日本大慈學苑的活動內容，在精神病學領域內實踐宗教精神關懷的過程，以及我在日常活動中體會到的感受。本書只是一位日本護理師僧侶的經歷，若您有時間翻閱本書，便是我的榮幸。

大慈學苑今後也將持續追隨台灣大悲學苑的步伐，不斷努力進步。

最後，我要向法鼓山釋惠敏教授、大悲學院宗惇法師、道濟法師、王浴阿長女士，以及迄今爲止支持我的諸方大德獻上由衷的感謝。

我誠心祈望新型冠狀病毒的疫情盡快解除，早日迎來能夠再度拜訪台灣的那一天。

我在日本的天空下爲台灣人民的健康與幸福祈願。謝謝。

序言

企劃、製作　佐佐木德子

這是在我成爲僧侶之前，擔任消化器官外科護理師遇到的事。

「奶奶最近都無法進食。」陪同前來的家屬，在醫師進行診察之前的訪談時向我表示。

「針對這種情況有許多種治療方式，其中一種方式是在胃部開設一個小孔，直接灌入食物，稱爲胃造瘻。」我向家屬說明之後，再補充一句：「不過呢，無法進食可能也是一種自然現象。」病人邁向人生終點時，心靈滿足踏實，就不會像我們一樣感受到肚子餓的痛苦。家屬紛紛表示贊同：「奶奶高齡九十五歲，一輩子都很努力呢！」、「此生了無遺憾囉！」

隨後到了醫師進行診療的時刻。家屬提出疑問：「如果不做胃造瘻，會怎麼樣呢？」醫師回答：「病人無法進食，最後就會餓死。」聽到這句話，所有家屬都倒抽一口氣，趕緊說：「麻煩請您幫忙安裝胃造瘻！」

各位讀者，請問您如何看待上述家屬的決定呢？即使面對同一件事，看待事情的角度不同，做出的選擇也隨之改變。

之後又過了許多年，儘管目前安裝胃造瘻的高齡病人已逐漸減少，假如被告知有「餓死」的可能性，又該怎麼辦呢？還會堅持「不做胃造瘻」嗎？當然，醫師的回答沒有惡意，只是尚未顧慮家屬的感受就脫口而出。況且，從科學的角度來看，餓死是不爭的事實。

然而，人在瀕臨死亡之際，無法進食也是另一項事實。進食是建立在必須生存的大前提之上，所以我們認爲「無法進食」是非常嚴重的問題，爲此擔心不已。另一方面，對於臨終之人來說，食物並非必需品，無法進食其實是很普通的現象，大多數人卻不知道這件事。

舉例來說，病人的排尿量變少，就意味著「來日不多」。護理師每天檢查臥床病人的尿袋累積尿量，倘若尿量沒有增加，病人通常很快就過世了。雖然這是醫療人員都知道的現象，但一般人長久以來認爲死亡是專屬於醫院的事，因此幾乎都不清楚臨終之人的身體會產生何種變化。大多數人乍聽這些事，通常先大吃一驚，「聽你這麼一說……」，再回顧之前照護病人的經歷，就能認同並理解。

即使我曾擔任心臟血管外科、腦外科、消化器官外科、乳腺外科等各種外科領域的護理師，看過許多病人過世，卻直到我申請留職停薪半年在家裡照護丈夫之前，我才親眼目睹自然耗弱枯竭死亡的場面。我的丈夫自從發現癌症移轉，病情愈發嚴重之後，拒絕接受進一步的治療，最終在家裡過世。

起初我站在醫療人員的立場，對於明明還有治療手段，丈夫卻不願意接受一事，感到異常憤怒。丈夫的固執態度讓我氣憤不已。然而，最終我意識到，我被丈夫長期以來逐漸耗弱枯竭的模樣給折服了——人竟然能夠以如此美好的樣貌逐漸枯竭死亡！因此丈夫過世之後，我決定出家。雖然當時沒有明確的理由，如今回想起來，或許是對於身爲醫療人員的自己感到厭煩疲累吧！

現今的日本，越來越多人在家裡迎接死亡。即使許多人希望「在家裡迎接最後一刻」，也有不少人礙於難以住院而被迫返家。目前日本每年死亡人數已經突破一百三十萬人，而且有持續增加的趨勢，未來醫院的病床越來越不足。無論病人是否願意，或許都只剩下回到家裡迎接人生最後一刻的選項。

此時，眞的有辦法在自己的家裡，與自己的家人，一起迎接人生的最後一刻嗎？

有些家屬長期在家裡照護病人，到了最後一刻，卻被臨終之人的身體變化嚇到而趕緊呼叫救護車。即使救護車將病人送往醫院接受維生醫療，病人已經進入臨終狀態，根本不可能再度康復出院。假如病人在救護車抵達醫院之前過世，或抵達急救醫院後二十四小時之內過世，都會被警方認定爲非自然死亡而介入調查。

我看著病人被送進病房，不免心生疑惑：「至今爲止都在家裡與病魔奮戰，爲何還要送回醫院？」當我留在家裡照護丈夫，才明白這種做法確實情有可原。即使我身爲護理師，已經目睹過許多臨終死亡的場面，依舊感到困惑。

後來，我以剃度後的樣貌進行訪視照護，與癌末期病人的談話內容也改變了。在此之前談論的都是與身體狀態相關的話題，此刻則轉變爲訴說內心的心聲。當人們進入人生的臨終狀態，來到治療也無法觸及的地步，便轉而尋求醫療以外的其他事物。意味著，病人尋求的正是介於維續生存的醫療手段與死後宗教信仰之間的橋樑——也就是瀕死靈魂的慰藉。

面對進入這個階段的病人，我們該怎麼做才好呢？我爲什麼會死、死後是什麼模樣、爲什麼死的人是我呢？我們有辦法與病人一起面對這些無法回答的問題嗎？

被我這麼一說，在自己的家裡迎接人生終點似乎變得很可怕。不過呢，一切都沒問題，請別擔心。畢竟在不久之前，大家都是這麼做的。

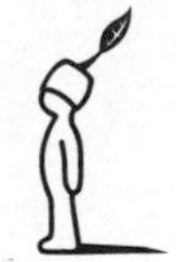

然而，現今與以往不同，死亡距離我們較爲遙遠，大多數人都沒有這方面的經驗。由於我們欠缺面對摯愛之人死亡的經驗累積，因此有必要提前學習如何應對。當人邁向死亡之際，身體與心靈會產生何種變化？負責照護的人，又會有什麼樣的感受？該怎麼做才好呢？了解相關事宜，或許就能減少「當初如果這麼做就好了」、「假如我沒有那麼做就好了」之類的後悔莫及。

爲了帶領讀者了解這些事，本書首先介紹臨終之人的身體與心靈會產生何種變化。即使每個人之間多少有些差異，只要掌握基本知識，面對緊急狀況就不會手忙腳亂。之後，分享我照護丈夫的經驗，以及成爲僧侶的過程。當您看過具體實例之後，或許就能明白在自家照護病人的場景。緊接著，說明臨終之人的心靈呈現何種狀態，應該如何給予撫慰，以及該用什麼態度來面對。

除了臨終之人，本書也將探討被各種痛苦困擾的人們，以及具有成癮問題等精神疾病患者的相關事宜。這些人需要醫療手段與心靈撫慰雙管齊下，他們面臨的問題正好處於醫療與宗教之間。

本書的最後，從醫療與宗教的交接點，簡單介紹僧侶亦爲醫師的時代、現代的安寧療護制度、台灣「臨床宗教師」的現況。在台灣，由具備修行與豐富經驗的僧侶擔任臨床宗教師，在醫院或民宅與醫療人員共同合作提供照護服務。在醫療手段無法觸及的領域，由臨床宗教師提供照護的做法，或許能爲進入多死時代的日本提供借鏡。

諸位讀者與您的摯愛親友在面臨人生終點時，希望本書能爲您們點亮一道小燭光。那麼，就請您先來了解臨終之人的身體和心靈究竟會產生何種變化吧！

第 1 章

面對死亡時，
身心會產生何種變化？

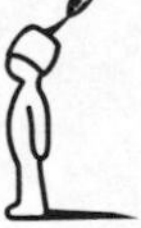

1. 臨終之人的身心會產生的變化

① 臨終前三個月

對外界興趣缺缺，注意力轉向自己的內在

首先讓我們來看看，面對死亡時，人的身體和心靈會產生何種變化。由於每個人都存在個別差異，不一定完全符合這些描述，只要明白大概的流程，到時候就不會驚慌失措。

死亡的預兆通常於三個月前開始展現。

大多數案例最開始出現的徵兆爲——對外界失去興趣，注意力轉向內在。變得不想見其他人或外出，對社會上發生的事情不感興趣，也不想看電視或新聞報導。值得一提的是，這種情況並非由於身體疲憊所導致。仔細想想，面對死亡之際而對外界失去興趣，也是理所當然的事。

舉例來說，我們藉由觀看氣象預報或新聞報導來收集外界的資訊，爲了生存而必須走出家門。一旦進入人生最後階段，再也沒有外出的需求，當然沒必要收集外界的資訊。無論下雨或降雪，不管外界發生什麼事，都與我無關。

相反地，此時開始對自己的內在產生興趣，想要向人訴說這輩子做了哪些事、這些事又造成什麼影響之類的話題。在其他人的眼裡看見的是「你又再緬懷當年勇。」，對於臨終之人而言，談論當年往事其實正是費盡心力來爬梳整理自己的人生經歷。

不肯出門、又一個勁兒緬懷往事的舉動，總是讓家人擔心不已。即使被家人提醒：「一直待在家裡會變癡呆喔！偶爾也出門走走吧？」臨終之人依舊對踏出家門興趣缺缺。

這個時期總歸來說，家屬眼中的世界和臨終之人眼中的世界，開始產生分歧。

食慾低落而無法進食，身體逐漸消瘦

過了一陣子，緊接著出現的症狀是食慾越來越低落。

我們吃東西是爲了維持肉體生存。一旦瀕臨死亡，即將捨棄這具肉體之際，就不會如同以往一般積極地攝取維持肉體生存所需要的營養。正因如此，食量變小乃理所當然之事，體型便逐漸消瘦。

然而，周遭的人不知道臨終之人已經進入臨終狀態，渾然不覺距離死亡不遠了。即使周遭的人主張：「不可以不吃東西！」以強硬的態度逼迫進食，臨終之人依舊表示：「我眞的什麼都不想吃。」、「一點都不好吃。」

而食不下嚥。這種狀況並非由於身體不舒服導致無法進食，乃是順應自然發展而不想吃東西。周遭的人不了解其中的緣由，憂心忡忡地將臨終之人送至醫院救治。

醫院被告知送來的病人「無法進食」，就一定要採取因應措施。首先將食物切碎或磨成泥，藉由改變食物的型態來餵食病人。假如病人不肯吃，便改用點滴的方式提供高熱量的營養液。若這個方式行不通，就利用鼻胃管提供所需的營養。假如這個方式也不管用，就在胃部開設小孔安裝胃造瘻，直接將養分灌輸到胃裡。透過以上各種方式，阻絕病人無法攝取營養的狀態。

身體接收到營養，就不至於「餓死」。即使如此，已經進入臨終狀態的人也無法恢復精力到處走動跑跳。儘管延長病人數個月、甚至數年的壽命，這段期間就算能夠下床自由活動，也很難再開心地提起勁兒了。進入臨終狀態的人，無論做什麼事情都無法改變生命逐漸走下坡的事實。

相反地，對於尚未進入臨終狀態的人來說，裝設胃造瘻攝取營養並非無用之功。也有不少人恢復健康之後拆除胃造瘻。這些案例基本上都是因爲患有某些疾病，而將胃造瘻納入治療的一部分。這和生活沒有特殊變化但食量逐漸減少的情況並不相同。

嗜睡，在昏昏欲睡的狀態下做夢

這個時期還有一個特徵是嗜睡。無論白天或夜晚，都呈現一副昏昏欲睡的模樣，讓家人很擔心。整天睡個不停，導致身體和頭腦變得遲鈍。在這樣的狀態之下，即使家人硬把臨終之人叫醒，提議：「去參加有興趣的活動吧！」也完全提不起興致出門。

我的丈夫在這個時期也一直睡覺。即使他本人發現這樣子一直睡覺實在不太好。仍經常向我徵求同意讓他睡覺。丈夫問：「我可以去睡覺嗎？」我回答：「想睡就去睡吧！」當時我沒有意識到他只剩下三個月的壽命，只是單純地認爲他的身體需要睡眠。

這個時期的睡眠並非熟睡，而是屬於會作許多夢的淺眠狀態。丈夫經常作夢，我在醫院擔任護理師時，也經常聽到病人說：「我做夢了。」正如同清醒時，興趣轉向內在而喜歡談論當年往事一般，昏昏欲睡的意識裡，說不定也正在回顧此生，爬梳整理人生經歷。

②臨終前一個月

血壓與心跳、呼吸次數、體溫都變得不穩定

臨終前倒數一個月，身體的平衡會逐漸崩壞，血壓與心跳、呼吸次數、體溫都變得不穩定。

我們的身體非常努力維持體內平衡（恆定性）。恆定性指的是，即使身體的內外環境發生變化，仍舊維持一定的狀態。以體溫爲例，無論我們喝下冷飲或熱飲，環境變得寒冷或炎熱，體溫始終維持攝氏三十六度左右。心跳和呼吸次數亦是如此，即使運動後有所增加，也很快恢復原狀。我們身爲一個獨立的生命體，必須維持恆定性，而保有恆定性正是擁有生命力的證據。

進入臨終狀態之人已經沒有精力維持恆定性。因此他們的血壓、心跳次數、呼吸次數、體溫經常無緣無故上下波動，甚至出現極大的數據落差。

受到這個影響，身體也隨之產生變化。舉例來說，明明天氣不熱，病人的皮膚摸起來卻濕滑黏膩，這是因爲血壓急遽下降導致全身冒冷汗。一般人通常遭遇困難才會突然冒冷汗，臨終之人沒有特殊原因也會血壓下降而冒冷汗。

此外，皮膚、指甲和手腳全都喪失血色，變得黃濁或蒼白。這是因為血壓下降導致身體末端的血液無法回流，呼吸功能低落導致無法順利循環氣體，致使身體無法攝取足夠的氧氣。一旦身體無法攝取足夠的氧氣，與氧氣結合時呈現鮮紅色的血紅素比例減少，沒有結合氧氣而呈現暗紅色的血紅素比例增加，血液便無法呈現鮮紅色。皮膚和指甲才會變得黃濁，手腳末端顯得蒼白。

更甚者，臨終之人的吞嚥能力衰退，甚至連液體食物都很難吞嚥下肚。原本食慾低落時還能飲用液體食物，現在連這一點也做不到了。

上述這些特徵，對於進入臨終狀態之人來說是非常自然的事，如果同樣的症狀發生在健康之人身上，可就是緊急狀態了。因此家屬一看到病人的血壓急遽下降，甚至連喝水都有困難，便驚慌失措地認定：「不得了啦！要趕快急救！」趕緊呼叫救護車。病人被救護車送往醫院，透過點滴提供升壓劑及補充水分。

透過點滴提供升壓劑能夠維持血壓穩定，效果卻無法持久。病人無法抵抗身體的變化，血壓最終仍會下降，最後導致心臟停止跳動。補充水分的點滴對於進入臨終狀態之人來說，反而對身體造成更大的負荷。由於器官功能衰竭，注入身體的水分無法被吸收而滯留體內，致使身體腫脹。

痰變多，過一陣子又復原

臨終前二週至一週左右，痰會變多，喉嚨一直發出嘎嘎聲響。當痰多到從嘴邊溢出來，就需要進行最低限度的抽痰。即使什麼處置都不做，二、三天之後痰也會自然消失。假如向病人提供點滴，痰反而越來越多。

根據個人差異，臨終前的數日至數小時之前，痰變多導致喉嚨發出嘎嘎聲響的現象稱爲「死前喘鳴」，雖然痰變多的時間點不同，不過與二至一週前出現痰變多的症狀相同。

我們的氣管被黏液包覆，攔截隨著呼吸被吸入體內的塵埃、細菌等各種異物。另一方面，黏液流入肺部則會引發肺炎。爲了避免這種情況，氣管表面長了許多稱爲「纖毛」的細微絨毛，藉由纖毛的運動將黏液與異物朝喉嚨的方向推出，這就是痰。纖毛運動在此階段逐漸變弱，無法把痰排出去而滯留體內。

喉嚨卡著痰而嘎嘎作響，旁人聽著覺得：「這樣應該很痛苦吧！」而憂心匆匆，對病人來說卻並非如此。

一般的情況下，痰增加是由於細菌或病毒感染所致。細菌或病毒對我們來說是外來異物，感染後會不斷增殖，爲了把這些異物排出體外，才使痰變多。人體遭受感染就會引起發炎，導致喉嚨痛及咳嗽，這是非常痛苦的過程。然而，對於邁向臨終階段的人來說，即使感染細菌或病毒，也不會引起發炎。他們只是由於纖毛運動減弱，滯留的黏液造成嘎嘎聲響。因此，他們實際上不會像旁人認爲的那般痛苦。

這種痰經過二、三天之後會自然消失，恢復原本的正常呼吸。可能是因爲纖毛運動減弱，身體自行將呼吸機能調整到較低弱的狀態。

相反地，若此時向病人提供點滴，痰反而無法消失。形成痰所需的原料只有水，提供點滴等於源源不絕提供原料，讓痰得以永無止盡地形成。這種情況下就不得不進行抽痰。將抽痰的器具插入氣管內，又會造成更多痰。對氣管來說，這些器具都是異物，爲了將這些異物排出體外導致痰變多。如此形成惡性循環，一開始一小時進行一次抽痰，逐漸縮短爲每三十分鐘抽痰一次、每十分鐘一次、每五分鐘一次，最終陷入與痰的膠著惡戰之中。

點滴可以視情況添加藥物。病患需要透過點滴攝取某些藥劑時，不會因爲痰變多就停止提供點滴。臨終之人所接受的點滴，大多是電解質輸液，其主要成分就是水。由於病人無法進食也無法飲水，家屬要求院方有所作爲，只好先提供點滴。病人血壓下降導致末梢靜脈變細，打針時難以下針，爲了能夠在緊急狀況時立刻提供藥物，必須先安裝點滴以確保輸送藥物的管道暢通無阻。這種情況下提供的點滴，成分只是單純的水分而已。

看見不可思議的幻覺，無法分辨夢境與現實

到了這個時期，一整天幾乎都在睡眠中度過。不僅如此，還會看見不可思議的幻覺，無法分辨究竟是夢境或現實，身體做出意義不明的動作。這裡指的是明明天氣不熱，卻一下要蓋被子、一下又把被子掀開，諸如此類意義

不明的動作。不可思議的幻覺則是看見已經過世的親人、或現實中不存在的人；分明是從來沒去過的地方，卻能產生猶如親自走訪過的眞實體驗。

我們經常聽聞人們分享「已經過世的母親在河的對岸向我招手」這一類俗稱「迎接現象」的故事，當臨終之人說出類似的話，家屬往往會以「不吉利的渾話」、「胡言亂語」加以否定。畢竟聽到這種話，心裡總是躁動難安。然而，對於病人而言，這既不是不吉利的渾話，也不是胡言亂語，只是普通的「親身體驗」罷了。我們不應急著否定，而要同理病人體驗到的世界，耐心傾聽他們說話。

我在醫院工作時，經常聽到病人告訴我許多不可思議的故事。事後回想起來，臨終三週前的病人曾告訴我：「每天晚上都有船過來。每一晚，每一晚，都有船過來，向船伕要求讓我上船，卻總是被拒絕。」病人抱怨那艘船明明很空，卻不肯讓他上船。

從醫學的角度來看，這種迎接現象，其實是大腦缺氧造成的幻覺。臨終前一個月左右，呼吸逐漸變得困難，可能導致慢性呼吸衰竭，造成體內氧氣不足。人體中最需要氧氣的是大腦，因此大腦是第一個出現氧氣不足症狀的部位。氧氣不足就會使大腦產生幻覺。正因如此，高山症才會產生幻覺。

這種現象雖然能用科學原理解釋，但在聽過許多病人分享的故事後，我發現還有許多現象是科學無法說明的。

③臨終前數日

身體狀況突然好轉

臨終前數週至數日的這段期間，身體狀況突然好轉。

在此之前，血壓和心跳越來越不穩定，出現胡言亂語的現象，隨後身體狀況突然好轉，意識也恢復清晰。病人不僅能明確表達「想和某人見面」、「某件東西放在某個地方」，也會表示「想吃某種喜歡的食物」並確實吃掉。

這種狀態不會維持太久，一天或二天之後又回到原本的狀態。因此，倘若病人有想要吃的食物，此時正是最後的品嚐機會；住院中的病人若表示「想要回家」，此刻便是回家的最後機會。

舉例來說，我曾經遇過一位胰腺癌末期病人，護理師們都認爲「他應該就會這樣子過世吧！」某一天這位病人突然身體狀況大好，家屬們從以前就知道他一直叨唸好想回家，判定這是讓他返家的機會，趕緊帶他回家。病人開口說：「想吃披薩。」家屬就送上披薩。之前什麼都吃不下，此時竟能張口把披薩吃下肚。即便如此，這種好景只持續一天，病人的身體狀況再度惡化，返回醫院三天後過世。

已經進入臨終狀態之人在過世之前，會像上述的例子一樣，意識突然變得清晰無比。在我看來，這是上天給予病人從容地向親友告別的時間。醫學的角度則認爲是身體機能低落的情況下調整全身的平衡狀態，而於此之前，身體機能的平衡已經分崩離析，即使在短時間內重新整頓低彌的平衡狀態，不久之後又再度崩潰。

這種狀態不僅無法維持太久，更幾乎不可能發生第二次。可惜家屬往往不知道這是臨終之人恢復清醒的最後機會。

大多數家屬以爲：「病情總算好轉啦！」而當院方建議：「這是返家的最後機會，你們要帶他回家嗎？」家屬卻搖頭拒絕：「好不容易病情好轉，現在帶他回家又會再度惡化吧！」、「等他的情況更好一些，再慢慢帶他回家，不急著趕在這一時。」就這樣白白浪費機會。即使病人提出要求：「我想吃壽司。」家屬卻認爲：「現在還太早了吧？等你康復之後再讓你吃個過癮！」拒絕病人的請求。

護理師面對這樣的場景早已經驗豐富，即使在心裡暗想：「好可惜。」卻無法提醒家屬：「這是最後的機會囉！」、「病人很快就要過世了！」由於每位病人的情況多少有些個人差異，護理師無法百分之百肯定一定是這樣，心中總是感覺有點悶。此處所說的個人差異，是指並非每個人最後都有時間調整身體狀況，也有人的健康逐漸走下坡，就此離世。

血壓與心跳、呼吸次數、體溫變得更不穩定

短時間內身體恢復到不錯的狀態之後，身體的平衡再度崩壞，血壓與心跳、呼吸次數、體溫變得更不穩定。其中最明顯的症狀是呼吸紊亂。呼吸的

頻率變得非常不規律，每次呼吸之間的間隔時間越拉越長。

家屬驚慌地發現病人呼吸變得怪怪的，趕緊呼叫救護車。根據病人呼吸的狀態，有可能在救護車抵達時就立刻身亡；即便勉強保住性命，很可能送達醫院後的二十四小時之內過世。送達醫院後過世，會被歸類爲非自然死亡，必須通知警方介入調查，有時爲了確認死亡原因而必須進行解剖。（譯注：這是日本的規定，台灣也會通知警察來檢查遺體，確定非他殺之後才會請醫院開立死亡診斷書。）

不規律的呼吸看似很痛苦，讓家屬忍不住呼叫救護車，對於臨終之人而言，卻是再自然不過的必經過程，病人本人也不覺得難受。

不規則的呼吸會加重病人的缺氧程度，導致病人無法保持靜止不動，有些人出現身體不自覺抖動的情況，也是因爲如此，爲了不讓病人磕碰手腳而受傷，請家屬妥善布置病人的床鋪周圍，務必注意別讓病人從床上摔下來。

④臨終前二十四小時

無法排尿

臨終前二十四小時之內，病人極度難以排尿。

病人的尿量逐漸減少，此時的排尿量僅剩下一點點，最後排不出來。假如病人安裝尿袋，排尿量便一目了然；即使沒有尿袋，檢查尿布亦可得知排尿情況。假設每二小時檢查一次尿布，連續檢查五、六次尿布都維持乾燥狀態，就要有心理準備距離病人過世的時間不遠了。

用下顎呼吸

一般而言，病人無法排尿的同時，會開始用下顎呼吸。下顎呼吸指的是靠著下巴上下開合來呼吸，一旦出現這種症狀，病人的生命大概只剩下二十四小時。有鑑於此，若病人在醫院裡，護理師此時會建議：「最好通知家屬來向病人告別。」

若病人在自己的家裡，此時大多數家屬會呼叫救護車。原因在於家屬認為病人原本平靜的呼吸突然變得急促，必須依靠下巴上下開合來喘氣的模樣看起來實在太痛苦。請家屬不妨轉念思考，這樣的呼吸方式是邁向臨終之際的自然過程，其實沒有表面上看起來那般痛苦。

我曾經實際經歷過以下的情況。

有一位病人在自己的家裡療養。某一天，醫師和我兩人一同前去進行訪視照護。我們沒有準備點滴或其他藥物，只是單純地檢查病人的身體狀況。我們一如往常被引進客廳，看見病人坐在輪椅上與家人談天說笑。此時能夠很明顯地看出病人正在用下顎呼吸。

通常病人開始進行下顎呼吸時，即使聽到旁人的呼叫能夠做出睜開眼睛的反應，仍常處於神智不清的狀態。我只見過神智不清的病人，但對於眼前的景象感到非常訝異。返回醫院的車程中，我忍不住發問：「醫師，那是……？」醫師用一副震驚無比的表情回答：「沒錯，確實是下顎呼吸。」醫師果然也沒見過用下顎呼吸還能談笑自如的病人。醫師遲疑地說：「病人還能夠坐輪椅、與家人聊天……應該不是下顎呼吸吧！」當天晚上八點左右，家屬就回報病人過世了。

下午二點進行訪視照護，六小時後病人過世，果然是下顎呼吸沒錯。既然有一小部分的病人能夠與家人談天說笑，便說明下顎呼吸其實沒有那麼痛苦。

下顎呼吸是病人進入臨終狀態的證據。可以的話，請家屬靜靜地守護臨終之人，一起度過最後的時光吧！

突然排出尿液與糞便

病人開始下顎呼吸至心跳停止之前的這段時間內，原本無法排出的尿液與糞便，會突然同時排出來。由於血壓下降，身體肌肉鬆弛，由肌肉控制的尿道口與肛門變得鬆弛，堆積在體內的穢物得以排出。

出現這個現象之後，病人的身體狀況飛快地朝心跳停止的方向前進。

雖然突然排出的屎尿很驚人，託這個情況的福，病人過世後的身體內部變得非常乾淨。人類會主動將自己的身體清理乾淨之後再離世。

然而，這種現象只限於沒有爲病人提供血壓升壓劑點滴。許多在這個階段住院的病人，爲了維持血壓穩定而採用升壓劑點滴。如此一來，身體沒有排出屎尿，心跳就停止了。

醫院裡，經常爲了防止遺體流出屎尿而堵住排泄口。對於在自然過程中自行清空身體的病人，不需要進行這種處置。

眼睛半開，流出眼淚

病人偶爾眼睛半開，流出眼淚。

這種現象與失禁相同，皆由於血壓下降導致肌肉鬆弛所造成。肌肉鬆弛使眼瞼無法閉合，眼角膜變得乾澀。一旦眼角膜乾澀，就會出現流眼淚的生理現象。

原本是單純的生理現象，不了解的家屬卻誤解：「你怎麼哭了！覺得很悲傷嗎？」、「你不想死嗎？」而情緒激動不已。也有部分家屬對此現象抱持肯定態度：「他覺得這輩子已經圓滿了，因此流下感激的淚水。」看著這樣的場景，就別開口說破「這只是生理現象」吧！

吸進一口氣後，停止呼吸

最後，病人停止呼吸。呼吸停止時，吸進一口氣後過世，與吐出一口氣後過世，兩種情況都可能發生。我見過的案例之中，大多數爲吸進一口氣後過世。

人類剛出生時，呼吸道肌肉壓迫肺部，吐出一口氣之後開始呼吸。剛出生時「哇—！」喊聲，正是吐出一口氣造成的。人類吐出一口氣展開新生，最後吸進一口氣再離世，便是我們常聽見「嚥氣」一詞的由來。

2. 面對至親之人死亡，心靈產生的變化

① 什麼事都不做就感到不安

什麼事都不能做就急得發慌

至親之人瀕臨死亡之際，負責照護工作的人也會產生心靈上的變化。前文已稍微提到一部份，這一段內容將更詳細地爲讀者們說明。

臨終前三個月左右，病人開始邁入人生的最後階段，此時周遭的人能夠爲病人做的事情變得越來越少。

家屬帶病人外出時，催促病人：「要不要去參觀某活動？」、「一起去購物吧！」病人回答：「哪兒都不想去。」家屬也無法強迫病人邁開步伐。

用餐時，家屬花費許多工夫準備病人容易下嚥的食物，病人表示：「不想吃東西。」家屬亦無法強迫病人進食。

長此以往，讓家屬煩惱不已：「我什麼事都無法爲他做。」、「到底該爲他做什麼才好？」什麼事都不能做，讓家屬急得發慌。一般人即使面臨嚴峻的困境，只要有自己能夠做到的事，就會冷靜下來。一旦沒有自己能夠出力的事，與其說是爲了協助病人，其實更像爲了抑制自己內心的不安，想方設法去做點什麼，因而出現這樣的想法：「既然在家裡什麼事都不能做，去醫院的話，總該有辦法協助病人吧！」

雖然家屬想要爲病人付出的心意令人敬佩，倘若病人本人提不起興致，家屬不需要特別爲他們做事也無所謂。只要撥出時間陪伴、傾聽病人說話、爲他按摩手腳，這些不起眼的交流對於臨終之人卻意義非凡。

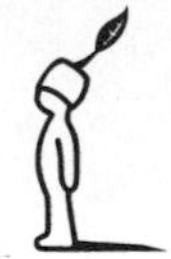

聽到病人說「不想吃飯」而憂心忡忡

病人表示：「什麼都不想吃。」讓家屬憂心忡忡：「一點都不吃，那可不行！」爲了生存一定要進食，這個觀念早已深深刻印在我們的本能裡。有鑑於此，家屬向病人詢問「爲什麼？」不想吃東西的理由，無論再怎麼追問，病人也答不出個所以然。不想進食的原因既不是胃痛，也不是天氣太熱沒胃口，而是邁向死亡之際，身體不再渴望汲取營養。恐怕連病人自己也不明白這個道理。

家屬爲了食量日漸縮減的病人花費許多工夫準備品相誘人、容易下嚥的食物，卻被病人拒絕：「我不想吃！」家屬忍不住發飆怒吼：「你乾脆什麼都不要吃算了！」

身爲一家人，偶爾吵架也沒關係。萬一脫口而出太過份的話，病人過世之後一定會痛苦不堪：「當時爲什麼要對他說那些話！」爲了避免遺憾，當病人表示：「我不想吃！」家屬不妨這樣回應：「沒關係，今天先把這些菜收起來吧！」、「你想吃什麼再告訴我。」、「想到什麼吃得下的東西，我去準備！」換個說法更恰當。

病人表示：「我不想吃！」明明大家一起待在同一個空間，卻只有我們能吃東西，在食不下嚥的人面前自顧自地吃吃喝喝，難免令人產生一股罪惡感。丈夫說：「我不想吃。」我便帶著孩子們轉移到其他的房間用餐。丈夫卻出言慰留：「你們留在這裡吃吧！」他注視孩子們狼吞虎嚥的模樣，笑著說：「看著他們心情就變好了！」我詢問過許多病人，大多數人表示不會排斥家人在自己的面前用餐，反而覺得更開心。

若病人接受抗癌藥物而無法忍受強烈的氣味，當然不適合在他的面前吃東西。除了這種特例以外，家屬其實不需要太過顧忌這個問題。只要先詢問病人：「我們可以在這裡吃飯嗎？」得到「可以啊！」的答覆，就照常在原本的區域用餐。如此一來，病人看到家人大快朵頤的景象，說不定被激發食欲：「我試著吃一口看看吧！」

②在「說不定還有救」和「可能已經不行了」之間徬徨不安

為了自己心存一絲希望而做出不必要的行為

即使醫療人員判斷病人已經進入「再過不久即將死亡」的狀態，家屬在最後一刻依然認爲「說不定還有救。」當然，家屬並不是認定「一定治得好」，而是反覆思索「可能已經不行了」與「不，還有救」，思緒在還有救與沒救了之間劇烈起伏搖擺不安，彷彿心中懷抱的希望正在一點一滴逐漸流逝。家屬肩負巨大的壓力，每一天都過得無比煎熬。這種情況下，只要想到或許還有一絲渺茫的希望，就會極度迫切地緊緊抓住它。

最常見的是爲病人提供沒有意義的點滴。事實上，無論病人在醫院或自己的家裡，所有醫療手段都無效時，醫師便提議：「打點滴吧！」醫師這麼做並沒有惡意。治療病人是醫師的使命，面對家屬懇求：「拜託爲病人做點什麼吧！」醫師其實說不出口：「我已經無能爲力了。」

家屬當中若有人曾經生病時打了點滴而康復的經驗，一聽到醫師爲病人打點滴便欣慰不已。然而，前文已經說明過，爲臨終之人打點滴，僅是徒然增加病人的痰罷了！

另一方面，對於癌症末期而疼痛難耐的病人來說，透過點滴提供止痛藥是絕對必要的。除此之外，沒有迫切需求的情況下，關於提供點滴、其他醫療手段、乃至於住院等各種措施是否眞的有其必要性，這些措施將對病人造成哪些影響，家屬最好先與醫師及護理師詳細討論後再做決定。如果只是爲了自己心存的一絲希望而強行增加臨終之人的負擔，未免太殘忍了。

拒絕病人想要喝酒抽菸的要求

「希望你活得更長壽！」家屬往往基於自己對於病人的期望，拒絕病人本人想要做的事。舉例來說，當病人表示「想要喝酒」、「想要抽菸」，大多數家屬會考慮：「可以做這些對身體不好的事情嗎？」、「如果不要做這些傷害身體的事，應該能再多活一陣子吧！」對這些要求感到猶豫不決。

倘若病人正在住院，家屬詢問醫師或護理師應該也會得到「不行！」的答覆。畢竟醫療人員必須優先從醫療角度考量，不能讓病人做出可能對身體產生不良影響的行爲。若病人即將進行手術治療，這些要求當然全都被禁止。

對於臨終之人來說，假如這些行爲能夠安撫他的情緒，讓他感到快樂，我認爲一昧的禁止其實沒有意義。即使忍耐不喝酒抽菸能夠稍微延長壽命，卻沒有半點樂趣，實在很難讓病人激發出活下去的力氣。若病人在最後的日子裡每天開心地感慨：「啊！今天也喝了酒，眞過癮！」、「抽一口菸，快樂似神仙！」這樣不是更好嗎！

③無法理解「前往另一個世界」這件事

否定病人的胡言亂語

病人在臨終前一個月左右，因爲看見幻覺而說出令人不可思議的話語。大多是被稱爲「迎接現象」的話，有些病人宣稱：「有蟲！」引發一陣騷動。

家屬起初以爲眞的有蟲，詢問：「蟲在哪裡？」順著病人手指的方向看過去，卻什麼都沒有。家屬心想蟲子可能逃走了，又聽到病人說：「有蟲！」再次看過去，依舊什麼都沒有。如此反覆幾次後，家屬總算察覺這是病人的幻覺，「根本沒有蟲！」、「明明就沒有蟲，都是你的幻想啦！」紛紛熱烈地吐槽病人說的話。

「有蟲！」、「沒有啦！」經過好幾天你來我往應答，病人總算不再這麼說。家屬鬆了一口氣：「他總算明白真的沒有蟲。」事實並非如此，病人只是發現無論自己說了多少次，總是不斷被否定，最後乾脆放棄不說罷了。對於病人來說，他依舊看得見蟲子。

蟲子實在太可怕又難以忍受，卻沒有人幫助他，該怎麼辦呢？一定很痛苦吧！

面對這種情況，先別急著否定對方的世界，必須由我們主動進入對方的世界。病人大喊：「有蟲！」我們可以回答：「我來趕走牠吧！」同時噴撒殺蟲劑，作勢把蟲子趕跑，或是換個說法：「天氣變冷了，蟲子越來越少囉！」藉由這些做法，讓病人安心地待在自己的世界裡，對他們來說是非常重要的事。

所謂的迎接現象，通常指的是病人說出超越我們能夠以常識來理解的內容，例如：「奶奶在河的另一端向我招手。」、「我和已經過世的姐姐聊天。」這些話的背後，其實隱含著病人的內心所想：「希望奶奶早一點來迎接我」、「希望快點前往姐姐的身邊。」

家屬聽到病人這麼說，往往立刻反駁斥責：「這種話不能亂說！」、「我不想聽到這些話！」打從心底感到忌諱排斥。或是向病人發怒：「我這麼拚命照顧你，你卻一心求死是怎樣！」有些人甚至恐嚇病人：「你說這種話，祂們真的會提早來迎接你喔！」上述這些反應，都流露出否定病人世界的態度。

站在家屬的立場，傾盡全力照顧病人，不希望他太早過世而把自己搞得疲憊不堪，卻聽到病人說出這種話，實在令人挫敗又傷心。要求家屬壓抑這股情緒去同理病人的世界，是一件非常困難的事。

稍後將於第五章介紹台灣的「臨床宗教師」，假如有第三方來傾聽臨終之人的心聲，病人和家屬雙方都能輕鬆許多。可惜的是，日本未能提供這樣的照護環境，目前仍有賴家屬傾聽臨終之人訴說。

我們該用什麼方式對待臨終之人呢？一言以蔽之——「不要干擾他們。」假如病人說：「好想死。」只要回答：「是喔。」不要否定病人的價值觀。如果家屬再放寬心，甚至反問病人：「你喜歡什麼死法？」也是不錯的做法。像這樣與病人東拉西扯一番後，有些病人最後反而坦承：「老實說我還不想那麼早死啦！」

只要與病人一起待在同一個空間就夠了

病人幾乎一整天都在睡覺，周遭的人能夠爲他做的事情眞的不多。我聽見家屬感嘆：「什麼都無法爲他做。」就會建議：「不妨偶爾配合病人，一起用相同的頻率呼吸。」

「吸—吸—吸—，呼———」假如病人這樣呼吸，家屬不妨跟著這樣的頻率一起呼吸。用相同的頻率呼吸，彷彿與病人存活於相同的時刻，營造出雙方相依共處的感覺。如此一來，病人前往另一個世界時，家屬便能體悟到更深一層的感受。

臨終之人的呼吸與一般健康之人的呼吸有著極大差異。健康之人只要試著配合臨終之人的呼吸二、三分鐘，就會感到異常痛苦而無法持續下去。唯有體驗過這種痛苦而無法繼續配合，才能深刻理解臨終之人的呼吸方式與自己不同，未來才能更具體理解對方前往另一個世界的事實。

我們的認知裡，只要在現實物理上做出任何事，一定會得到某些成果。「只要待在這裡就好」雖然看似毫無作爲，其實與病人一起待在同一個空間裡，就已經實際採取行動了。想要爲病人付出的家屬，從單純的陪伴中即可獲得滿足感。上述的價值觀在陪伴病人的場景裡得以充份展現。

④即使能做的事情都做了，依舊感到後悔

所有發生過的事都是「好事」

至親之人剛過世，家屬連悲傷的時間都沒有。爲了籌備喪禮和辦理各種

手續忙得團團轉，這些事情告一段落之後，深層的悲痛才會席捲而來。

回顧往事，經常想著如果當時這麼做、或是那麼做就好了，不禁流下後悔的淚水。住院中的病人吵著：「好想回家！」最後依舊在醫院裡過世，家屬懊悔：「爲什麼當時不讓他回家？」而肝腸寸斷。亦或遵照病人的囑咐放棄維生醫療，卻忍不住後悔想著，當時如果讓病人接受維生醫療，說不定能活得更久一點。其實，再多的後悔都無法改變事實。家屬做出的一切決定，都是在當下那個時刻認爲最好的做法。然而，即使已經竭盡所能做了所有能做的事，依舊在心中留下一抹後悔。

有鑑於此，我們必須時時刻刻提醒自己：「發生過的事，全都是必然的必經過程。」、「已經結束的事，全都是好事。」用這樣的方式轉念，來放過自己。

3. 病人在自家過世的後續工作

① 聯絡主治醫師與家訪護理師

即使主治醫師無法立刻趕來也沒關係

病人在家裡過世時，請家屬先致電主治醫師或家訪護理師，告知病人的死訊。

倘若主治醫師和家屬之間已有病人即將離世的共識，主治醫師或護理師就不一定要出現在病人的臨終現場。只需要家屬在一旁照料陪伴，以電話告知醫療人員病人於幾點幾分過世即可。若事先已與主治醫師取得共識，即使病人在半夜過世，家屬等到隔天早晨再打電話通知也沒關係。醫師只要在病人死亡後二十四小時之內開立死亡診斷書就沒問題，偶爾也會發生病人在醫師爲其他人診療時過世的情況，也得等醫師診療完畢後才能來處理亡者的後續事宜。

假如事前完全沒有和醫療體系聯絡，病人一旦在家裡過世，就會演變成非常複雜的局面。家屬即使打電話通知附近的診所：「在家裡療養的家人過世了！」醫師也不會前來處理。診所通報警方之後，警察將此案視爲非自然死亡，到家裡搜索調查。爲了避免這些麻煩，請家屬們務必至少在病人過世前的二、三個月先通知醫師，與醫師取得共識：「根據病人的狀況，決定留在家裡自行照護。」

取得並提交死亡診斷書

只有醫師能夠開立死亡診斷書，家屬必須請醫師協助開立。向市公所或區公所申請的死亡證明書，會與死亡診斷書一起列印在同一張紙上。

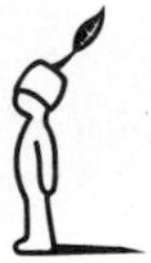

申請死亡證明書，必須自行填寫籍貫資料。若居民證上有註記籍貫資料，便可照實填寫。要注意的是，如果當初沒有申請註記籍貫資料，居民證上就不會註記。申請死亡證明的期限爲一週。（譯注：此爲日本的規定，與台灣申請死亡證明書的程序不同。）

②為亡者更衣、調整姿勢

聯絡決定好的葬儀社

若已事先決定好葬儀社，也要一併通知他們。即使是半夜，葬儀社也會立刻前來服務。他們在遺體周遭放置乾冰，爲亡者更衣。此外，也會爲後續辦理各種手續提供建議。

冷卻遺體

假如尚未決定葬儀社，請務必把房間的冷氣開到最強，趕緊去便利商店購買乾冰。尤其遺體在氣候炎熱的時期會加速腐壞，爲了保持遺體的完整性，一定要盡快處理。

為亡者更換壽衣

醫師開立死亡診斷書之前，不可將遺體搬離現場。觸摸遺體是沒問題的，等待醫師到來的空檔，家屬可以先爲亡者更換壽衣，將亡者的雙手擺放在胸前，調整亡者的姿態。人體在死亡二、三小時之後會開始僵硬，經過十二小時左右全身完全僵硬，此時便無法爲亡者更衣。

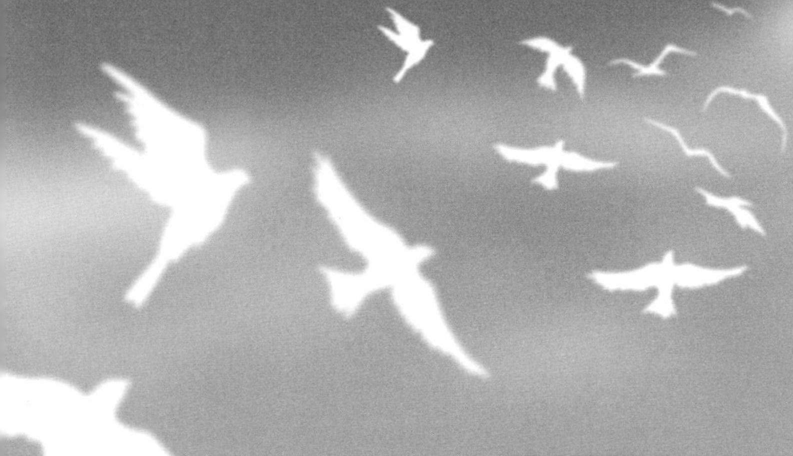

第2章

身爲護理師的我，成爲僧侶的契機

1. 丈夫告訴我：「不想再繼續接受治療！」

① 明明還有其他的治療方式……

癌症手術後三年復發，再次進行手術

第二章將分享我照護丈夫的過程，以及成爲僧侶的契機。藉由我的個人經驗具體描述一個完整的實際案例，讓讀者們更加清晰地了解病人在自己的家裡度過人生最後的階段，以及與家人相處的情形。

我的丈夫五十七歲時被診斷出大腸癌。起初對病情感到震驚不已，經過成功的手術之後，總算放下心中的大石。除了手術以外，丈夫也接受抗癌藥物治療。然而，經過三年左右，醫師懷疑癌細胞轉移到胰臟及膽管周圍，因此再次進行手術。由於病徵不明顯，醫師認爲：「若不剖開腹部檢查，便無法做出精確的判斷。」即使做了腹腔手術，依舊無法確定病情。醫師最後給出的診斷是：可能不是良性腫瘤，卻也無法斷定爲癌症。

實際上，比起能夠明確判斷爲「癌症」的癌症病徵，更多的是無法確定到底是哪一種疾病的案例。即使如此，基於「移除有害部位」醫療考量，丈夫最後還是被切除了無法斷定病情的部位。這次手術的時間很漫長，是一場切除非常大面積部位的重大手術，丈夫的體力在手術後急遽衰退。

事後回想起來，從第二次手術到丈夫過世，只剩下短暫的二年。

醫師面對停止治療的糾結

到底是不是癌症，或是其他的疾病呢？除了在不確定病情的情況下接受手術以外，基於有可能爲癌症的考量，爲了預防再度復發或轉移，通常在手術之後還會給予抗癌藥物治療。醫師當然也強烈建議病人住院接受抗癌藥物治療。

出乎意料的是，丈夫竟然宣布：「不想再繼續接受治療！」他表示，既然無法判斷病情，他實在徹底厭倦了各種治療。這個決定對我來說簡直宛如晴天霹靂！

我明白初期的抗癌藥物治療非常難受，我也明白這次手術是一道重大難關。明明還有其他的醫療手段，醫師說的話也是理所當然的醫療建議，就這樣拒絕治療實在令人無法接受！我懷著這樣的想法，拚命想說服丈夫繼續接受治療。身爲護理師的我，完全無法想像怎麼有人在這個階段放棄治療。

沒想到的是，丈夫的意念竟然無比堅決：「我再也不想接受治療，也不想再住院了！」最後我終於認輸：「好，就依你吧！」從此展開留在自己家中的生活。

2. 丈夫選擇在自家迎接死亡的二年期間

① 並非決定「停止治療」，而是選擇「做想做的事」

整理堆積已久的攝影資料

丈夫剛回到家的那段時期，我還在從事護理師的工作，每天早晨出門上班，傍晚下班回家。丈夫會做一些洗衣服之類的家事。過了一陣子之後，由於手術而衰退的體力逐漸回升，整體狀態恢復得不錯，他開始出門拍攝植物，與我分享：「去了哪些地點拍照喔！」丈夫原本是一位攝影師，專門拍攝車子和家電用品。第一次手術之後，他開始拍攝植物，建立自己的作品集。據他本人表示，一時心血來潮，突然對拍攝植物產生興趣。

沒有外出拍攝的日子，丈夫待在家裡整理之前堆積的攝影資料。照片裡有些肉眼看不見的細小瑕疵，他會用電腦放大檢視，謹慎地逐一消除這些瑕疵，讓畫面更加賞心悅目。即使後來他的肌肉逐漸萎縮，再也無力出門，依舊堅持不懈地整理攝影資料。

看見這樣的丈夫，我終於理解：「他並不是決定停止治療，而是選擇想要做的事。」

丈夫臨終前六個月，我暫停護理師的工作

丈夫辦理出院時，雖然停止一切積極的治療行爲，依舊必須定期返回醫院檢查。這些定期檢查幾乎沒做什麼事，只有抽血檢驗、讓醫師瞧瞧他的狀態。既然病人要求停止治療，醫院就不再進行精密的後續追蹤。

由於沒做電腦斷層掃描，無法得知確切的病情，只能猜測病灶最近可能

移轉到腦部。我在冰箱裡發現丈夫的攝影背包，問他：「爲什麼把背包放進冰箱？」他竟然完全不記得做過這件事，開始出現意識不清的症狀。

儘管如此，出院後丈夫持續一段安穩的生活。當他逐步走下坡邁向人生終點的過程中，各種變化紛紛浮現出來。肌肉逐漸萎縮導致腳步虛浮，無法再提重物，食量變小，無法順利吞嚥喝水……等等。丈夫臨終前六個月，我心想：「不能再讓他獨自待在家裡。」決定暫停護理師的工作。那時候的我，做夢也沒想到丈夫的生命僅僅剩下六個月而已。

吃、喝、睡

這個時期的丈夫食量變得很小，整個人非常消瘦。我不想強迫他進食，只希望他能吃多少算多少，每天都準備六種以上各式小菜。每一種小菜分別用小碟子盛裝少許擺在餐桌上，期盼其中幾樣小菜能夠引發丈夫的食慾，讓他多少吃一些。丈夫開始難以咀嚼口感較硬的食物時，便逐漸增加軟嫩菜餚的數量。儘管我這樣規劃菜單，丈夫偶爾會食慾大開，大口嚼肉吃得津津有味。他的狀態時好時壞，變化起伏非常大。

丈夫非常喜歡燒酒，每天晚上都要喝一杯。住院時無法喝酒，回家後又重拾晚上喝酒的習慣。當他的肌肉開始萎縮，玻璃杯和陶瓷杯的重量都拿不起來，便改用吸管喝酒。等到口腔的吸力衰弱到無法使用吸管時，就由我用湯匙餵他喝酒。

爲什麼其他的液體都嚥不下口，只有燒酒喝得下肚呢？丈夫笑著說：「燒酒就是我的燃料！」一邊開懷暢飲的身姿，至今仍歷歷在目。

假如丈夫繼續住院，到了這個階段，他的三餐只能吃搗成泥狀的病人餐，可能還要搭配高熱量營養液點滴，也會被禁止喝酒。如此一來，就看不到這般燦爛的笑容了。

丈夫的睡眠模式也出現變化。他的睡眠時間逐漸拉長，睡了一整天之後，又清醒一整天，彷彿他的時間跨度變長了。此外，他想睡的時候就睡，睡到自然醒再起床，一天的作息漸漸比二十四小時更長，導致日夜顛倒，經常發生半夜清醒、白天睡覺的情況。假如丈夫繼續住院，便難以按照自己喜歡的步調安排起床和就寢時間。從這個角度看來，待在自家療養是正確的選擇。

醫院通常早上六點量體溫，晚上九點熄燈。這樣的安排並不是爲了顧慮病人的身體狀況而幫助他們培養規律的睡眠習慣。早上六點量體溫的主要目的是，值夜班的護理師在下班前確認病人的狀態，以便和日班的護理師交接工作。晚上九點熄燈則是因爲接下來有許多業務待處理，假如患者一直清醒著不睡覺，會打擾護理師工作。三餐和洗澡的時間，全都是配合醫院的行事來制定，而非考量病人的便利性。

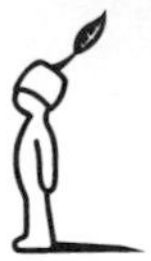

這種做法並非壞事，乃是爲了確保醫院這個龐大系統能夠順利運轉的必要措施。倘若醫院無法順利運轉，病人就會遭受波及。此外，對於出院後還要回歸社會的病人來說，保持早上起床、晚上就寢的生活規律是非常重要的。然而，這些考量對於即將邁向人生終點的病人而言全都無所謂。他們就算日夜顛倒，也沒有任何負面影響。

②護理師的判斷基準不一定正確

臨終前二個月發生意外事故

回想起來，這起事故發生在丈夫臨終前二個月左右，正值日本五月黃金週假期。丈夫此時雖然食量變小，依舊能打理自己的生活。他表示：「我完全沒問題，你們放心去玩吧！」於是丈夫自己一個人待在家，我帶著雙親和孩子們出門旅行。

經過三天兩夜旅行，我們大約晚上八點回到家，發現家裡一片黑暗。我以爲丈夫已經入睡，輕手輕腳放下行李時，突然聽見天花板發出聲響。起初我以爲聽錯了，後來持續聽到「咚！咚！」的聲音。我驚覺不妙：「不會吧！」趕緊衝上二樓打開電燈，看見丈夫倒在地上動彈不得，下身還失禁了。他的一隻手腕壓在身體下方，横躺著蜷曲身軀。

我問他：「怎麼回事？」丈夫回答：「我爬不起來。」我再問他：「要叫救護車嗎？」他說：「不用了！」一旦呼叫救護車，無論丈夫再怎麼抗拒，也非得住院不可。幸好他的意識非常清晰，看起來不像損傷腦部血管的樣子，總之先觀察一段時間再說。

沒想到，協助丈夫起身後，他的身體接觸到地板的部位——包括臉頰、肩膀、手腕、膝蓋全都一片漆黑，差一點就壞死了。原來自從他下午跌倒，距離我們回到家已經過了六小時。人的皮膚只要二小時沒有移動，就會開始長褥瘡；如果維持同樣的姿勢好幾個小時，便會壞死。此外，肌肉和關節變得僵硬無法動彈，呈現類似「攣縮」的狀態。「對不起！」我一邊向慘叫著「好痛！」的丈夫道歉，一邊幫他清理身體以及換衣服，折騰許久才終於讓他上床就寢。

我的心裡懊悔萬分：「假如不要出門旅行就沒事了！」同時又慶幸：「幸好他在今天跌倒。」萬一丈夫在昨天或前天跌倒，等我們回到家時，他一定早就沒命了。我安慰自己丈夫眞是福大命大，好不容易才穩住差一點被後悔壓垮的心靈。

隔天，我們前往平時看診的醫院檢查丈夫的皮膚，檢查結果並無大礙。壞死的皮膚從自然剝落到再生大約需要一個多月，我們只要安心等待即可。

家屬與護理師的觀點大不相同

我辦理留職停薪之前，還在擔任護理師的時候，工作時都以護理師的觀點作爲自己的判斷基準。我帶著這份意識回到家裡看見丈夫的模樣，忍不住想著：「他的狀態眞是太糟了，已經亮紅燈警報啦！」我下定決心留職停薪，在家裡待了四個月，原本身爲護理師的判斷基準變得越來越寬鬆。

看見丈夫步履蹣跚，無法拿重物的模樣，我心想：「這種狀況應該很普通吧！」、「這樣應該還好吧！」我深刻體悟到，根本無法用客觀的角度來評判自己家人的狀況。

留職停薪回家照護丈夫之前，我以護理師的角度看著身體狀況明顯亮紅燈的病人，家屬卻一副波瀾不驚的模樣，總是滿腹疑惑：「怎麼會這樣？」此刻我終於明白了！唯有貼身照護過，才知道病人的情況其實一點都不急迫。

③將不可能發生的事，轉念當成「或許也有可能」

直到最後依然認為「還有希望」

丈夫跌倒後大約過了一週，終於能夠再次站起來。他搖晃著起身走去上廁所，有時能夠順利抵達，有時因爲全身顫抖得太厲害而中途跌倒。此外，他也能夠再度進食。

正當我爲此感到慶幸，丈夫的身體狀況偶爾突然急遽惡化。身體狀況時好時壞的起伏比以往更劇烈，出現非常極端的擺盪。

好幾次我瞧著丈夫恢復活力的模樣，彷彿看見希望的曙光：「看樣子狀態還不錯！」即使丈夫的狀況隨即惡化，我依舊認爲：「應該會再度恢復吧！」眼見丈夫不斷重複惡化又恢復的循環，我甚至產生一種錯覺：「說不定能夠就此康復呢！」我大腦裡的科學陣營思索著：「再來一次這樣的循環，就絕對不可能好轉。」同時腦海裡的另一個陣營跳出來反駁：「不，這個人眞的有機會康復！」

我擔任護理師時，每當聽見家屬宣稱：「病人還有可能康復！」心裡總會暗自對於家屬到了這個地步竟然還如此堅持而感到訝異。輪到我照護丈夫後，終於理解這種心情。對於一直陪伴在病人身邊的家屬來說，直到最後的最後依然認爲「還有希望」，其實是再普通不過的事。

傾聽病人描述前往另一個世界的體驗

這個時期的丈夫，開始分不清究竟是夢境或是現實，產生不可思議的幻覺。不知道到底是癌細胞轉移到大腦的影響，或是大腦缺氧所致，總之丈夫不斷反覆看見前往瓜地馬拉旅行的幻覺。

丈夫和我從來不曾去過瓜地馬拉。丈夫睡覺時總是夢見前往瓜地馬拉旅行，醒來後老是說：「我又去了一趟瓜地馬拉。」我在一旁搭腔：「你去過好多次啊！」丈夫回答：「對呀！我很常去。」

丈夫似乎每次都夢見前往同一個地區，向我鉅細靡遺地描述那個地區的景色，後來甚至在當地做生意，他說：「我的店是賣毛毯的，生意很好哦！」丈夫像在說夢話，一副分不清夢境與現實的模樣。我問他：「瓜地馬拉很熱耶！你怎麼會賣毛毯？」此時丈夫卻再度陷入沉睡。最後他告訴我：「生意失敗，我被趕出來了！」

說不定存在著另一個世界，丈夫往返於兩個世界之間。畢竟他描述的景象太過眞實，讓我忍不住冒出這種猜測。

④與周遭的人糾結是否「一定要住院」

我的父母和丈夫的親戚都勸告我們「要住院」

自從丈夫跌倒後，周遭的人紛紛提出各種意見。其中最囉嗦的是我的父母，不斷責怪我：「你身爲護理師，爲何該做的事卻放著不做？」他們認爲：「得了這麼嚴重的病，竟然不住院治療，實在太難堪了！」

丈夫即使住院，也早已過了病情可能好轉的階段。儘管如此，我的父母依舊根深柢固地認爲，去醫院病情才會出現轉機，才有可能康復。他們彷彿在埋怨我：「你根本沒有盡力治療他！」

丈夫的雙親都過世了，夫家的親戚們起初稍有顧慮，後來也開始冒出各種聲音。我們當然曾向他們表達，留在家中療養是出自丈夫本人的意願。

丈夫親自說明後，親戚們追問：「這樣眞的好嗎？」丈夫回答：「這樣很好。」然而，現階段的丈夫再也無法親自回答，只能由我出面解釋，卻沒有人肯接受，堪稱四面楚歌。

居家服務員也認為「太太，別再硬撐了！」

丈夫跌倒後，我手忙腳亂地申請長期照護服務，除了租借電動病床，也聘請居家服務員。睡覺時需要包尿布的丈夫，突然被評定爲最嚴重的長照第五級。儘管如此，兩週後他就能再度站立，也能夠獨自行走。

每一位居家服務員似乎都認爲我們是「不可靠的太太獨自照顧重度失能的丈夫。」，他們傳授許多照護知識給我，例如：「這位太太，要讓病人用這種姿勢躺著，才不會長褥瘡喔！」我嘴上回覆：「明白了，眞是不好意思！」實在無法開口表明自己曾經擔任過護理師。

我沒有隱瞞的意思，只是找不到適當的時機告知。因此，這些居家服務員不斷向我勸說：「太太，你丈夫的狀態已經不適合留在家裡照護了，還是送醫治療比較好喔！」

「他的主治醫師難道沒有說什麼嗎？」

「醫師說，在家裡療養也沒關係。」

「竟然這麼說！這位醫師沒問題吧？」

我和居家服務員之間的對話大致就是如此。

現今越來越多人選擇居家照護，但當時這樣的作法非常罕見，以至於居家服務員都爲我們擔憂不已。

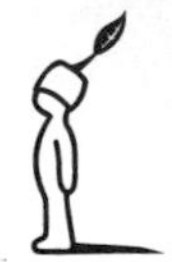

了解為何呼叫救護車的理由

我在醫院工作時，見過許多讓我心生疑惑的病人：「之前一直在家裡療養，爲何現在又送到醫院？」除去原本持續接受診療的病人以外，突然送到醫院的初診病人若在二十四小時之內過世，警察就必須介入調查，給醫院帶來不少困擾。家屬當然也要接受警方的詢問，原本已經很悲傷的情緒，又添增痛苦的經歷。

爲什麼到了這個階段還要呼叫救護車？我長期以來對此感到百思不解。直到我留在家裡照護丈夫，才終於明白：「呼叫救護車是理所當然的事。」家屬看見臨終之人的身體狀況出現急遽變化，當然會驚慌失措。更重要的是，周遭的人不斷催促：「趕快送醫才是正確的做法。」要硬起來拒絕：「不去醫院！」實在太困難了。

想要拒絕周遭的人提議：「去醫院的話，病情說不定會有起色。」需要非常強韌的意志力。假如我不曾擔任護理師，或許也無法抵抗這些言論，只得違背丈夫的意願呼叫救護車。

認清「病人的狀況持續走下坡乃理所當然之事」的重要性

若想抵抗周遭的人給予壓力，爲病人實現「希望在家中過世」的願望，最重要的是認清「病人的狀況持續走下坡乃理所當然之事」。

直到病人最後過世之前，沿著時間軸的進展，會出現各式各樣的狀況。逐漸無法進食、無法飲水，睡眠時間越來越長。此外，大小便都會減少，呼吸方式改變，最後停止呼吸。沿著時間軸的進展，病人大致會出現上述的症狀，身體狀況持續走下坡。

即使在旁人的眼中看來，病人的情況非常糟糕，而實際上並非如此。這些都是非常普通的現象，是每個人的必經之路。一旦踏入臨終階段，無論做什麼事都無法阻止最終時刻的到來。

最後的最後，我能夠堅持不讓丈夫住院，全都歸功於擔任過護理師的經驗讓我明白，即使身爲家屬難免慌亂失措，仍要認清病人的狀況持續走下坡乃理所當然之事。

⑤ 丈夫臨終前的最後一週

痰變多之後又消失

丈夫過世前二週左右，他的痰突然增加許多。由於氣管的纖毛運動變弱而無法將痰排出，丈夫也沒有力氣靠自己把痰咳出來。氣管中的痰越積越多，甚至從嘴角咕嘟咕嘟溢出來。

痰從丈夫的嘴角溢出時，我用了最低限度的必要吸力將痰抽出來。沒想到二天之內，丈夫的痰竟然消失了！這是因爲丈夫沒有使用任何點滴，身體並未獲取製造更多痰的水分。沒有攝取水分不會造成氣管乾枯而呼吸困難，反而讓病人免受痰的困擾，維持穩定呼吸直至死亡。

自行將自己的身體清理乾淨

丈夫的痰變多又消失之後，陷入一直安靜沉睡的狀態。

他停止排尿，開始用下顎呼吸。一旦病人開始用下顎呼吸，他的生命大概只剩下二十四小時。

當我心想：「啊，他快要走了！」丈夫突然一口氣排出尿液和糞便。他的血壓降到六十，全身肌肉鬆弛下來。很快地，心跳將隨之停止。

即使丈夫包著尿布，此刻的他骨瘦如柴，排泄物難免從身體與尿布的間隙滲漏出來。我用溫水把他的身體擦拭乾淨，不久後，丈夫便停止呼吸。

在醫院裡，經常對這個階段的病人使用升壓劑，病人的血壓降不下來，無法自行將尿液與糞便排出體外。病人過世之後，身體才會排出大量排泄物。爲了避免這種情況，有時甚至將病人身上的孔洞堵住。丈夫既然已經自行將身體清理乾淨，就不需要對他進行這種處置。

我身爲護理師，雖然擁有協助家屬照護病人的豐富經驗，卻是第一次親眼目睹生命走到最後關頭的時刻。病人自行將累積在體內的廢物排出，把身體妥善打理乾淨之後才離開人世。我切身體悟到，人類原本也是動物的一種，會自行把自己打理好之後才過世。除此之外，我也是第一次見識到病人臨終前沒有使用點滴，以自身「原本的狀態」迎接生命終點，這一幕徹底扭轉我的價值觀。

3. 居家照護所需的環境

① 居家照護的必需品

全家人取得共識，朝著一致的方向前進

根據我照護丈夫的經驗，與大家分享我認爲「在自己的家裡照護病人的必需品。」當然，醫療與居家照護的相互輔助必不可少，我想分享的是我在居家照護的過程中總結出的心得。

首先，關於回家療養的這個決定，若病人還能夠開口說話，請讓病人親自向家人說明，最重要的是全家人一起取得共識。面對各方親戚的詢問，許多人在初期討論的態度含糊不明：「爸爸好像想要待在家裡療養……」、「總之，先回家再說……」就此展開居家照護的生活。

假如沒把話說清楚就展開居家照護，遇到突發狀況，便會陷入到底要不要呼叫救護車的爭論之中。

隨著病情改變而轉換想法是理所當然的事，沒必要鑽牛角尖認爲：「一旦做出決定，直到最後都不能改變心意。」當然可以改變想法，重點在於訂出大方向，「全家人一起朝著一致的方向前進。」面對關鍵時刻，與家人愼重討論再確認下一步該怎麼走：「接下來要往哪個方向前進？」、「就朝這兒走吧！」

我要特別強調一個原則——當下做出選擇，往後就不要再抱怨。「唉，當時如果這樣那樣做就好嘍！」像這樣的事後諸葛只會沒完沒了，永遠說不完。重要的是，無論結果如何，都請謹記這樣就很棒了！

橫向支援與縱向支援

開始居家照護後，請洽詢地區支援服務中心，取得必要的協助。除了醫療保險和照護保險的服務以外，還有各地地方政府提供的多元服務，請多加善用這些資源。

上述這些資源可稱爲「橫向支援」，我認爲另一種「縱向支援」也是不可或缺的。縱向支援指的是照護者本身的心靈層面協助。

眼看至親之人逐步邁向死亡，照護者的情緒會出現非常劇烈的起伏波動。橫向支援基本上是專門爲病人提供協助，無法顧及照護者的情緒變化。頂多口頭詢問照護者：「你還好嗎？」無法進一步仔細傾聽照護者的情緒抒發。

只有自己知道心中的焦慮不安，是一種非常難以忍受的苦悶。此時如果能無所顧忌地向朋友或親戚長輩盡情傾訴，會是非常大的幫助。若有人從旁支持照護者的情緒，多少能減輕一些照護工作的重擔。

能夠協助處理突發狀況的人手

最困擾我的問題是，每當發生突發狀況，沒有足夠的人手幫助我。具體事例如下——

丈夫直到臨終前都想要自行上廁所，由於步伐不穩，偶爾在廁所或走廊跌倒。他跌倒後沒辦法靠自己的力量站起來，若孩子或居家服務員在場，就能和我一起扶起丈夫，只靠我一個人無法單獨將丈夫帶回床上。總不能放著丈夫不管，如果他在堅硬的地板上睡覺，可能會導致病情惡化。

我只能手忙腳亂找出各種類似柔軟海綿的物品，墊在丈夫的身軀底下，再打電話詢問照護經紀人：「時間很短暫也無所謂，請問能否派遣居家服務員來幫忙？」對方回覆：「你難道不能等到下午二點嗎？」，此時是早上十點，居家服務員原本預定下午二點到府協助。也就是說，居家服務員只會按照預定時間抵達，無法協助處理臨時的突發狀況。照護經紀人希望我們等待四小時。

假如與鄰居熟識，或許能請他們來幫忙，和我一起幫丈夫扶著肩膀抬起腿，「預備——起！」協助他站起來只不過是一瞬間的功夫。然而，我身邊沒有能夠協助這種事的熟人。當時我差一點想要衝到大街上，抓住路人拜託他們：「可以請你幫忙抬一下我丈夫的腿嗎？」

最後，我打電話請母親前來支援。母親的住處距離我家四十分鐘車程，幸好還算近，假如母親住在更遠的地方就無法過來幫忙了。

這件事讓我的情緒盪到谷底。我忍不住想，萬一再次發生這種意外該怎麼辦？果然不應該讓丈夫在家療養，沒有醫院般的設施根本行不通。爲了避免這種情況，一定要提前規劃突發狀況的應對方法。

請善用照護保險，設法在走廊安裝扶手，事先租借輪椅或移位機。若有可能發生像我那樣需要人力支援的意外，請事先聯繫附近的親朋好友，拜託他們盡快前來幫忙。亦可向鄰居求助，住公寓的人可以請管理員伸出援手。

假如周遭完全沒有能夠協助的人，現在趕緊想辦法結交當地的新朋友吧！

然而，這種做法有個問題，那就是來幫忙的親友都是門外漢。他們沒有醫療或照護執照，純粹是一群善良的好心人。這也意味著，他們協助把病人抬回床上的過程中，有可能沒抓穩讓病人摔落在地，或力道不對不小心讓病人骨折。這種狀況雖然不常見，卻也不是完全零機率。請別人伸出援手之前，我們必須先做好責任自負的心理準備。

照護保險制度裡，其實包含了「定期巡視、隨時應對型的家訪式照護看護」服務。這項服務二十四小時開放，除了一天內定期巡視數次以外，還能在緊急狀況下隨時提供應對協助。乍看之下似乎非常便利，但配合的照護機構很少，無法與其他的家訪照護服務和家訪護理服務合併使用，實際利用的人並不多。（譯注：此為日本的制度。）

與孩子的學校合作

若家裡有小孩，與孩子的學校合作也是非常重要的環節。

丈夫過世後，小兒子幾乎三個月沒去上學。他只是個小學低年級孩童，需要比較長時間來接受父親死亡的事實。有些學校或許會質問爲什麼不來上學，小兒子就讀的學校卻什麼都沒問，只是默默地在一旁守護。早在丈夫回家療養之前，我已經先與校方懇談過，學校才能同理我們家的處境。

孩子會在學校顯露出在家裡不曾流露的一面。因此我事先告知校方孩子的父親在家療養，以及目前的病情發展。假如孩子在學校發生課業落後、情緒低落等狀況，懇請老師盡快通知我。幸好這些擔憂都不曾發生，但父親過世的打擊依舊讓孩子難過得不想上學。

我通知校方孩子的父親剛剛過世，孩子希望暫時留在家裡平復情緒。校方早已非常了解我們家的情況，從來不曾用「確認孩子的近況」爲由催促逼迫孩子返校。校方偶爾寄送講義和作業給我們，完全沒提過「早點回學校」之類的建議。我由衷地感謝學校對我們的體貼。

三個月之後，小兒子主動提議：「我要上學！」自願回學校上課。我想，有些孩子願意更早返校上學，有些孩子則需要更多時間。根據每位孩子的個性差異，所需要平復情緒的時間長短也大不相同。

即使學校充分理解我們的處境，我的父母卻無法同理。他們基於對孫子的關愛，太過擔憂而無法保持沉默。爲什麼不讓他去上學？這樣下去會變成自閉繭居族！萬一一輩子都不肯去學校怎麼辦？連珠炮發似地拋來一連串質問。我不斷勸說：「沒關係，別擔心。」他們仍不爲所動，固執地向孩子碎碎念個不停。雖然他們的行爲讓我感到困擾，換個角度思考，讓孩子知道有些人抱持這種想法，說不定是個不錯的刺激，其實也不算壞事。

②有些病人不希望在自己的家裡過世

無法回到安寧緩和醫療病房的案例

丈夫希望在自己的家裡度過人生最後階段、在自己的家裡過世，有些人卻不希望在自己的家裡撒手人寰。主要的原因是，不想要給家人造成負擔，以及不知道該如何應對突然變化的病情而惶恐不安。

在醫院裡，不僅能減輕家人的負擔，也不必擔心突發狀況。然而，一般醫院原則上都希望病人接受積極治療，實在不適合末期病人。雖然有些人希望入住安寧緩和醫療病房（安寧療護醫院、機構），由於這一類單位的病床數量不多，必須按照順序排隊等候。

安寧緩和醫療病房意指不提供積極治療，透過「安寧療護」讓病人因病痛受苦的身心獲得舒緩之醫院與醫療機構。關於安寧緩和醫療病房和安寧療護，將在第五章詳細介紹。

病人入住安寧緩和醫療病房之後，往往因爲在舒適的環境裡獲得安撫，又多活了一陣子，以至於安寧緩和醫療病房的病床供不應求，有些病人在家裡排隊等候的期間就過世了。此外，有些病人入住安寧緩和醫療病房之後病情好轉，經醫師評估後建議轉院、出院，或回家療養。不得已辦理出院，回家後病情再度惡化，來不及返回安寧緩和醫療病房就過世了。

這些病人並非自願留在家裡療養，對於居家照護的惶恐不安更加強烈。一想到萬一病情急遽變化，不知該如何應對就憂心匆匆。倘若病人在家裡接受安寧療護，心靈的痛苦與不安皆能獲得安撫，民眾便無需如此懼怕居家照護。然而，現實的情況是，能夠到民眾家中提供充分安寧療護的醫師非常缺稀。每當病情出現變化，病人被惶恐不安的情緒反覆折磨，每天都過得非常痛苦煎熬。

找到商談的對象，就能安心在家療養

在自己的家裡迎接人生終點時，倘若醫師或護理師一直在身旁守護，不斷出言安慰：「你沒問題的！」、「現在是這樣那樣的狀態。」一定令人感到安心無比。可惜的是，現實中根本不可能出現這樣的場景。假如像古代大家族那樣，由照護經驗豐富的長老在場坐鎮指揮：「這樣就行了！」、「時候到嘍！」亦能安定人心。然而，現代人的周遭鮮少出現這樣的人物。即使上網查資料，也無法判斷網路上的內容是否屬實、是否能夠套用在自家病例身上。

這個問題的癥結點在於，惶恐不安時身邊沒有商談的對象。說起居家照護的必需品，首先必要的是居家醫療與照護的設備，只要善加利用公共服務資源，即使做不到百分之百完美，起碼能夠取得最基本的協助。居家照護必要卻難以入手的支援，其實就是能夠商談的對象。尤其對於並非自願而是被迫留在家裡療養的人來說，身邊有沒有能夠商談的對象，將造就截然不同的處境。

這是個非常棘手的難題，解決方法之一，就是善加利用「臨床宗教師」。以僧侶爲首的宗教人士，接受既定課程與培訓之後，肩負起臨終之人與家屬的心靈照護工作。由陪伴照護經驗豐富的宗教人士安慰擔憂病情變化的家屬：「這是每個人的必經之路。」、「不需要這麼擔心。」，家屬的心情一定能輕鬆許多。

基督教體系的安寧緩和醫療病房裡，擔任牧師的神職人員是病人傾訴商談的對象。希望這樣的服務能擴及至基督教以外的其他宗教，服務地點除了醫院以外，也拓展至一般民眾的家中。

可惜的是，日本雖然有臨床宗教師的培訓課程，但能夠讓民眾活用的制度尚未成熟，無法展現這項服務的功效。台灣在這方面已經發展出健全的功能，我非常希望日本效法台灣的優點，但至今成效不彰。關於臨床宗教師，將於第五章詳細介紹。

話說回來，假如本書這樣的書籍能夠讓讀者對於臨終前的居家照護獲得一定程度的認知，提供相關問題的解決之道，進而成爲這些家庭的助力，就是我最大的榮幸。恐懼源於未知，準備好相關知識，面對各種狀況就能沉著冷靜地應對：「我知道，是那種情況吧！」

親朋好友若曾經有過居家照護的經驗，請務必向他請教經驗分享，談談什麼時候、什麼情況最令人心慌，或事後回顧「當時該怎麼做會更好」的心得。多聽聽這些過來人的經驗，做爲自家病例的參考依據。

4. 決定「成爲僧侶吧！」的那一天

① 經過四十九天，萌生「出家吧！」的念頭

處理完納骨儀式，萌生「出家吧！」的念頭

經過四十九天，納骨儀式結束後，我萌生出家的念頭。我的心中沒有半點遲疑。照顧丈夫的大工程總算結束了，讓我產生一種感覺：「現世的工作已經完結了。」此外，接下來還有一週年、三週年、七週年的忌日祭祀，我也希望「由我親自主持法會」。

我首先告知孩子們想要出家的念頭。我的心中沒有半點遲疑，但我很在意孩子們的反應。告訴他們的時候，我心裡緊張得七上八下。大兒子只說：「嗯——。」小兒子還是個小學生，不懂出家的意思，反問我：「那是

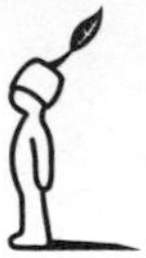

什麼？」我回答：「我要去當尼姑。」他果然也只說：「唔——。」接下來告知我的父母，他們的反應也是：「唔——。」我原本以爲大家會顯露出更激烈的反應，沒想到每個人都一副波瀾不驚的模樣。

往後與我一起在高野山的尼僧學院修行的女性同僚當中，不少人的家人聽到她們要出家的反應是：「我剃度之後父母就哭了！」、「家人哭著阻止我出家。」反觀我的出家宣言，堪稱毫無水花、一片冷場啊！

回憶起年輕時遊歷絲路的旅程

處理完丈夫的後事，學生時代的回憶突然在我的腦海中鮮明地復甦，使我感覺現世的工作已經完結了。

一九八〇年代，我還是學生的時候，NHK電視節目《絲路之旅》和喜多郎演唱的主題曲風靡全日本。我深深著迷於節目裡的景色，甚至認爲我上輩子一定是中國僧侶。拜託父母讓我到北京留學一年學習中文。

抵達北京之後，以留學爲名的課業成績普普通通。我揹著一個背包，前往當時幾乎沒有日本人踏足的內陸地區旅遊。好幾天都只能坐在四等車的堅硬座位上，經歷不斷換車、步行，終於踏上玄奘大師曾經走過的取經古道。當我抵達塔克拉瑪干沙漠，看著眼前的景色，心中湧起一股熟悉的既視感，幾乎要從胸口滿溢出來：「啊！我以前曾經來過這裡！」我忍不住想：「我上輩子果然是中國僧侶！」

既然如此，想必我回到日本之後，應該會遁入佛門，開始研讀佛教經典吧！然而，這一切都未曾發生。我理所當然完成大學學業、進入職場、步入婚姻。畢竟當時還年輕，對時髦的事物和談戀愛更感興趣，總而言之就是時候未到。

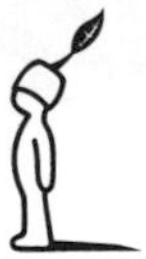

照護病人果然是一項大工程，才讓我萌生「出家吧！」的念頭。一旦完成重大任務，長期被遺忘的學生時代情懷，又在腦海中鮮明地復甦。這就是所謂的回歸原點吧！被深埋的記憶突然浮出表面，讓我頓悟：「啊！原來如此。」、「我註定的回歸之處，就在那裡。」於是，我出家了。

最初想成為護理師的原因

有些讀者或許感到好奇，原本是一名普通上班族的我，爲什麼成爲護理師呢？起因於我的孩子患有非常嚴重的過敏。

最早出現的過敏現象，是孩子出生三個月時排出血便。孩子接受一連串檢查，卻找不出過敏原因，只好讓他住院觀察。經過好幾個月的徹底調查，發現過敏原竟然來自原本認爲最安全無虞的母乳。我的孩子對母乳過敏，腸道發炎引發出血。

我停止哺餵母乳，改成餵食豆奶之後，腸道出血的症狀總算痊癒了。然而，孩子擁有強烈的過敏體質，各種不同的過敏症狀接踵而來。他的飲食受到諸多限制，經常氣喘，我眞不知道該怎麼辦才好。

老是讓孩子住院也不是辦法。過了八個月，我們把孩子接回家裡持續觀察。我心想：「爲了照顧好這孩子，我一定要具備完整的相關知識。」下定決心成爲護理師。周遭的親友表示：「很好呀！」紛紛支持我的決定。孩子滿一歲時，我開始準備護理學校的入學測驗。孩子三歲時，我通過入學測驗。我帶著孩子在護理學校附近租了一間公寓，展開母子二人的生活。

當時，孩子一年之中有將近一半的時間因爲氣喘而住院。我租的公寓緊鄰小兒科醫院，每當孩子氣喘發作便能馬上送醫，我再獨自去上學，放學後立刻趕往醫院，如此日復一日地生活。孩子上小學時，我總算畢業並取得護理師資格。

此時孩子的體力提升，過敏症狀減輕不少。同時我也考慮到，既然好不容易讀了書，大可不必侷限於僅止照顧自己的孩子。護理師這一份工作，其實挺適合我，於是我轉而投身護理師的行列。

我認爲這一份工作極具意義，很慶幸成爲一位護理師，卻因此與前夫離婚。前夫認爲我成爲孩子的專屬護理師，應該要回家專心照顧小孩，我竟然決定外出工作，前夫當然會抱怨：「你違背當初的約定！」我在本書中居家照護的丈夫，則是離婚數年之後才認識的第二任丈夫。

②由於不可置信的緣分而皈依真言宗

告知上司「我要出家」之後……

我辦理留職停薪回家照護丈夫，經過將近半年之後，再度回到職場拜訪同僚。原本應該宣布「即將返回崗位復職」，但我的心意已決，便向上司坦言：「我要出家。」上司驚訝地大叫：「咦——！」旋即對我說：「這樣啊！我的親戚也是僧侶，介紹你們認識吧！」這下子換我驚呆了。

當時我只下定決心「要出家」，對於未來的規劃毫無頭緒。於是我順應上司的介紹，到高野山眞言宗出家。

實際上，學生時期前往中國旅遊時，我非常喜歡一間寺院，一整週幾乎天天前去參拜。那是位於西安的青龍寺，眞言宗的開山鼻祖空海大師（弘法大師，七七四～八三五年）在那裡接受惠果和尚傳授的密教奧義。我抵達高野山之後才知曉這件事，再度感到驚訝不已。沒想到與我莫名投緣、總是跑到那裡打發時間的寺院，竟然是大師曾經蒞臨之地。難不成，我皈依高野山眞言宗其實並非偶然。

成為僧侶的程序

即使每個宗派對於成爲僧侶的程序有所不同，首先都一定要宣告：「我要成爲僧侶。」此處當然不是向家人宣告，而是向具備僧侶身分的師長，也就是師僧，進行出家遁入佛門的「得度」儀式。這就意味著，進行得度儀式之前必須先找到師僧，請對方收自己爲弟子。

得度儀式之後是「授戒」，意即授予身爲僧侶必須遵守的戒律。得度儀式只需要一天，授戒儀式則需要三天。進行到這個階段的人之中，不少人的家裡經營寺院。然而，只完成授戒儀式的人還不能主持葬禮。授戒儀式的意義在於將佛教視爲自己的信仰，決定皈依其中。

緊接著授戒儀式之後是「四度加行」，也就是修行。有些人從得度儀式一口氣進行至四度加行，而我從得度儀式到授戒儀式花費大約一年，從授戒儀式到四度加行又花費一年，耗時頗爲漫長。耗費這麼久的原因是，授戒儀式和四度加行的日程都是固定的，我剛好時間上無法配合，只能等到翌年才能完成。

等候儀式的期間，我一邊擔任兼職護理師，一邊研讀心理學，參加高野山舉辦的「心靈顧問培訓講習會」學習諮商技巧。我被選入四度加行時恰巧工作需要調整，也正要著手整備袈裟等各種物品，時機點配合得太好了。

四度加行是成爲高野山眞言宗僧侶的必經修行。四度加行耗時大約一百天，再加上前置與後續作業，總時程將近二百天。這段期間必須一直待在高野山上，斷絕與外界的一切聯繫，肉體和精神都要接受嚴格的修行。有鑑於高齡者的體力不足，修行的年齡上限爲五十歲。

四度加行結束後，舉行傳授眞言密教佛法的「傳法灌頂」儀式，成爲

「阿闍梨」。成爲阿闍梨之後，才被承認爲眞言宗僧侶，方可主持葬禮、招收弟子。

我當時差一點到達修行的年齡上限，師僧勸告我：「就算沒有做到那一步也沒關係。」我的父母和孩子們都認爲：「你應該做不到吧！」儘管如此，我的心中沒有半點迷惘。我一開始就打定主意要去高野山。

③與「俗世」截然不同的修行生活

剃度後，與外界失聯的二百天

即使我嘴上說著對於修行沒有任何迷惘，但要離家二百天，這段期間與外界斷絕一切聯繫，仍有必要做好一番準備。順帶一提，如果打電話與家人連絡，當場就被終止修行，強制下山離開，因爲這種行爲意味著與「俗」接觸。完成修行之前必須斷絕音訊，無論發生任何事都不能離開。

當時大兒子已經超過二十歲，小兒子還只是個小學生，無法獨自生活。倘若拜託母親搬來我家，老家只剩下父親一人。明知會造成雙親不便，我依舊拿出誠意懇請父母伸出援手。我告訴他們：「爲了完成修行，必須離家二百天。」母親大吃一驚：「咦——？這是什麼規定？這樣行得通嗎？」

父母乍聽這個消息嚇了一跳，隨後接受我的請求。我把孩子們託給母親之後，便完成剃度，前往高野山。

高野山眞言宗以嚴格的修行著稱，實際展開修行之後，果然與傳言一樣，其嚴格的程度甚至超出我的預期。

首先，每天清晨二點起床，晚上九點就寢。睡眠時間只有五小時，與其說是清晨，實際上半夜就要起床。起床後開始一連串完全沒有休息時段的修行，中途會安排用餐與沐浴。

一般來說，用餐是趁機休息、喘口氣的空檔，這裡並非如此。爲了研讀佛經，每天都要正坐十二小時以上，再拖著腳上已經長出褥瘡的身軀繼續正坐著用餐，簡直堪比地獄。用餐時一心只想趕緊吃完，才能盡快站起來活動筋骨。這裡當然也禁止任何私下交談。一旦踏出自己的房間，就必須保持沉默。餐點是白飯搭配一道菜的粗食、以及味噌湯，僅此而已。

這樣的生活持續了二百天。即使是自願參加修行的我，也忍不住每天倒數計時：「距離結束還有幾天。」其他爲了繼承自家寺院而不得不參加的人，豈不是更加痛苦。

在完全不講求「合理」的世界裡的所見所聞

來到高野山修行之後，以往認知的一切常識，不斷地在這裡產生翻天覆地的變化。我身處的社會從古至今一貫崇尚合理性，並非常重視有良好的發展效率，以及用科學精神探討各種事物。然而，修行的過程中，完全沒有必要講求是否合理。

以「百禮」爲例。起立站好，雙手合掌，行一個禮之後，雙手、雙膝、額頭接觸地面進行禮拜，稱爲「五體投地」，如此重複一百次。就算每天這麼做具有合理性，那又如何？即使心中感到疑惑：「爲什麼要做一百次？」也不准發問。我們在這裡只被允許開口說三個詞：「是」、「對不起」、「謝謝。」

此外，修行時每天都要進行三座勤行。勤行是一般俗家弟子常做的讀經與禮拜，這裡的一座就要耗時四小時，意即連續四小時保持正座姿勢。一天進行三次，總共要正座十二小時，當然免不了長出褥瘡。人的皮膚超過二小時沒有移動，就會產生紅腫，進而形成褥瘡。因此護理師每二小時就要幫病人移動身軀、變換姿勢。

除了長出褥瘡，還會腓骨神經麻痺。正座太久，以至於雙腿神經麻痺失去知覺。從醫學的合理性來看，完全無法接受這種行爲。心裡激動大喊：「竟然長出褥瘡！」表面上什麼話都不能說。假如開口喊痛，或身體動來動去，就會遭到怒罵：「你這是信心不足！」雙腿麻痹導致走路時跌倒，倘若摔傷了，寺方人員遞過來的也不是抗生素，而是線香，同時加以斥責：「你這是信心不足！」意思是信心不足招致邪氣，才會跌倒。

我們的房間是雙人房，唯有待在房間裡的時候，才被允許小聲地交談。每天晚上回到房間，與室友互相吐苦水：「竟然長出褥瘡，實在太慘了！」

抱怨過後，心中的鬱悶便一掃而空。

值得慶幸的是，日子一天天地過，身體適應了這樣的生活，痛苦逐漸趨緩。每天吃著粗糙到極致的粗食，每個人越來越瘦，身軀日漸輕盈。我瘦了十五公斤，不僅行動靈活自如，正座時雙腿的負擔也減輕了。治好褥瘡的腐爛部位之後，皮膚變得更強韌，長時間正座亦不成問題。

藉由誦經，遣送童子去守護家人

除了身體疲憊不堪，精神層面更加痛苦難熬。孩子們出事了該怎麼辦，會不會發生交通事故，會不會重病倒下？父母年紀大了，身體不好又該如何應對？滿腦子想東想西，終日惶惶不安。即使想要停止思考這些事，總是忍不住冒出相關的念頭。經歷過三一一東日本大震災之後，我一直煩惱萬一關東地區發生直下型地震該怎麼辦。

這些都是我自己想出來的煩惱，讓我開始猶豫是否放棄修行，下山回家。心裡想著我實在不應該待在這裡。這個念頭不斷在腦海裡盤旋，使我坐立難安，彷彿被架在火堆上炙烤般煎熬難耐。

事後回想起來，這些煩惱只不過是我用來逃避痛苦修行，看似冠冕堂皇的理由罷了。爲了找到逃避修行的藉口，我編造各種煩惱來欺騙自己。

四度加行進行大約一百天之後，我總算不再自尋煩惱。當時我察覺到：「這些煩惱全都是我自己編造的。」我被自己編造的不安搞得暈頭轉向，假如眞的逃下山，事後必定後悔萬分。我的心靈遠比我原本以爲的更加脆弱，我自認爲很有自制力，其實根本無法控制自己。具備這層認知之後，即使腦海中浮現煩惱，也不再感到糾結。我能夠從外部審視自我：「哎呀！心又浮躁了，又開始想東想西嘍！」

飽受煩惱煎熬的過程是每個人的必經之路。宿舍的舍監老師似乎能夠看透我們的心思，經常在絕妙的時機用寥寥幾句話開導我們，成爲大家的心靈支柱，例如：「非常擔心孩子的時候，念誦不動明王眞言，就能遣送童子去守護孩子。」

不動明王擁有三十六童子眷屬（隨從），三十六童子又擁有數千眷屬。唸誦不動明王眞言，向三十六童子許願，童子就會帶著眷屬飛往孩子的身邊守護。舍監老師說，你們有能力遣送童子，無須爲家人擔憂。

自從聽了舍監老師的這番話，每當我又感到煩惱不安，就會念誦眞言來遣送童子。隨著反覆這麼做，我開始確信童子一定會前往守護我的家人，心靈逐漸平穩下來。雖然這是不斷自我增強的信念，但宗教的思考方式確實提供了極大的助力。

對我來說，宗教給予我力量，但不用這種方式思考也沒關係。只要心中堅信「孩子們一定會平安無事！」就能獲得力量，最終匯聚凝結成自己本身的意志力。

從微不足道的小事當中感受無常的喜悅

前文只分享了修行的艱難之處，其實偶爾也有令人開心的時刻。例如「加行慰問」，我們會收到前輩和周遭寺院送來的禮品。禮品包括點心和水果，供奉佛祖之後再分送給大家，令人感受到無常的喜悅。

三餐粗食讓我瘦了十五公斤，每當看見加行慰問的包裹都令我雀躍不已。尤其發現巧克力包裝的零食，簡直開心到想要跳起來歡呼。心情激動以至於誦經速度變快，果然招來一頓責罵：「太浮躁了！」當場被抓包沒有專心誦經。

一邊與室友互相抱怨修行的艱苦，一邊吃著巧克力，頓時覺得美味無比。甚至可以說我從來不曾嚐過比那時候的巧克力更加美味的東西。我切身體會到，原來微不足道的小事竟能蘊藏至高無上的喜悅。

痛苦、不安、喜悅、講求合理是否重要、自己的觀點、自己的思考模式，全都改變了。我費時二百天來學習了解堵塞在心中的癥結。

第3章

撫慰臨終之人的心靈

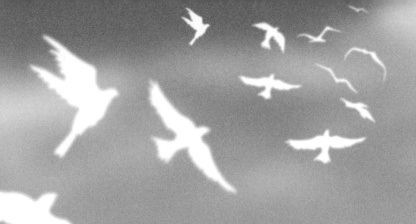

1.

剃度後，病人紛紛向我傾訴

①病人傾訴的並非身體的病痛，而是埋藏在心底的話

臉上出現護身符的形狀

我成爲阿闍梨，離開高野山之後，再度投身護理師的工作。參與四度加行之前，我兼任家訪護理師與醫院勤務，復職後又重返這兩項職務。

下山後，再度蓄髮也無所謂，但我仍然維持剃度的模樣。前往曾經家訪照護過的病人住處時，我暗自擔心：「說不定會招人厭惡。」沒想到，竟然出乎意料地大受歡迎。「哦，原來是你呀！」病人沒有追問關於我出家的細節，將我迎入屋內。緊接著，病人的話題突然一變——

病人指著自己的臉頰問我：「欸，你瞧瞧這兒，看起來像什麼？」我湊上前仔細觀察：「像什麼呢？」，病人回答：「你看不出來是護身符嗎？」

這位病人癌症復發，已經是末期階段。病人表示，癌症初期曾住院治療，隔壁病房的病人送給他這個護身符，受到庇佑而康復出院。十二年後癌症復發，這次病情太嚴重而留在家中療養，臉頰上竟然出現護身符的形狀。「我告訴兒子這件事，卻被嘲笑『你在胡說八道什麼！』既然你是尼姑，應該知道不少這一類不可思議的故事吧？」這位病人以前常把他的身體狀況掛在嘴邊，這是第一次談論這種話題。

無法向身爲護理師的我說出口的話，面對身爲僧侶的我便能侃侃而談。比起身體狀況，或許他從很早以前就希望像現在這樣吐露埋藏在心底的話。由於擔心「護理師看起來很忙，說不定對她造成困擾」、「說出這種話很可能被嘲笑」而難以啓齒。

可惜的是，這位病人已經過世了。我很慶幸他說出「護身符現形」的故事，讓他在臨終前更加舒坦安心。

只想傾訴，不需要回答

我有時以僧侶而非護理師的身分，訪視居家療養的病人。以僧侶的身分前往訪視，並不是爲了向病人宣揚佛法或讀經。而是與邁入人生最後階段的病人面對面，作爲「臨床宗教師」來撫慰病人的心靈，傾聽他們訴說。

這些病人表示，無論向醫療人員說什麼，只能得到「請你這樣做」的解決辦法，實在令人心累。

舉例來說，病人告訴護理師：「對某件事感到困擾。」對方只會回答：「既然如此，你試試這麼做。」或是「因爲你做了這些事，才造成那樣的結果。」對病人而言，他們只想抱怨「感到困擾」、「不喜歡這樣」，護理師卻提出各種解決辦法，讓病人感覺被說教責備一頓。站在護理師的立場，聽到病人表示「很困擾」，又無法放著不管。為了幫助病人，總得提出些許建議才行。

要求家屬傾聽病人抱怨，也是很困難的事。家屬聽過一、二次之後，每每聽到重複的內容就會吐槽：「又來了！」、「你說這種話也無法改變現狀啦！」家屬其實也很煎熬，實在沒有多餘的心思耐著性子傾聽病人的心聲。

我身為護理師，非常了解護理師的思考與行為模式。假如病人表示：「最近手腕沒有力氣。」護理師立刻擔心病人是否肌力減弱，肢體可動範圍到達何種程度。「你拿得動杯子嗎？」、「三餐正常嗎？」、「排泄狀況如何？」藉由拋出一連串問題，設法擬定適當的配套措施，建議病人：「即

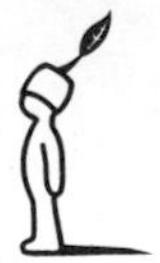

使手腕無力，也要努力動一動比較好喔！」、「萬一拿不穩而打破杯子很危險，請改用塑膠杯吧！」

進一步仔細想想，要求病人努力動一動代表什麼意思呢？已經進入臨終狀態的身軀，無論再怎麼努力動一動，亦無法扭轉現況變得更強健。即使動一動對身體有益，病人運動手腕的時間也不可能太長。向「早已拿不動陶瓷杯」的病人提議「改用塑膠杯比較安全」，反而可能讓病人遭受二度打擊。

當然，這些建議絕非沒有用的風涼話，它們能夠提醒病人避開可預期的危險，也能預防意外事故。協助病人改善狀態，或許能稍微延長病人的壽命，這就是醫療人員的使命。醫療人員貫徹這項使命，才能夠拯救更多人。然而，對於已經邁入人生最後階段的病人來說，他們的必需品與其他人略有不同。

②從「護理師」轉變為「具備護理師資格的僧侶」

剃度後的家訪照護經歷

離開高野山後，我與原本的服務單位討論復職事宜，提到以剃度的模樣進行家訪照護是否合宜。萬一家屬抱怨：「還不到尼姑出場的時候吧！我們又沒叫你來！」該如何應對。總之，先試一次看看吧！假如在現場遭受非常惡劣的反應，就戴假髮遮掩。於是我動身前往「出現護身符的形狀」那位病人的家。結局如同前文所述，一切順利。

接下來，我以剃度的模樣繼續拜訪其他病人的家。即使對方露出「咦？」的表情，從來沒有人問我：「你怎麼了？」進行數次訪視之後，對方或許暗自思忖：「看她的樣子，即使問了也沒關係吧？」果然經過二、三個月之後，終於有人問我：「這是怎麼一回事？」

有趣的是，詢問我出家理由的全都是女性，男性一直假裝什麼都沒看見，彷彿渾身散發出「什麼都嚇不倒我」的氣魄。與剃光頭的病人聊到：「我們兩人的造型一樣。」他總算第一次正眼打量我：「你怎麼啦？」

總而言之，大家都是成熟的大人，看見對方的一瞬間，儘管心裡想著：「發生什麼事？」也不會開口詢問。自己飽受病痛折磨，會更加考慮對方的感受。大家的體貼眞讓我過意不去。

我深刻體會到，成爲僧侶、以僧侶的姿態示人，爲照護現場帶來許多益處，但也不是每個地方都這樣。在病人的家裡和安寧緩和醫療病房的效果不錯，至於加護病房（ICU）和聚集癌症病人的外科醫院就不太合適。加護病房裡的每個人都拚命想要活下去，僧侶在那裡只會被嫌棄「時候未到啦！」，頂著光頭在外科醫院很容易被誤認爲抗癌藥物的後遺症。「你也是啊？」面對其他病人散發的親切感，假如回答：「不是。」未免太不近人情，又不可能謊稱：「對呀！」有鑑於此，我在醫院值勤時都會戴假髮。

以下是我的親身經歷——

我去公共澡堂洗澡，一位乳癌病人誤以爲我也是癌症病友，向我靠近搭話：「我們一起加油吧！」她偷偷瞄了一眼我的胸部，確認我的胸前沒有手術疤痕，便問我：「你之後才要動手術嗎？」我實在不忍心拂逆她的好意而說不出「不是。」只好含糊其辭：「對啊……。」

經過這件事之後，只要有癌症病人在場的地方，我都會特別謹愼行事。

僧侶的「外儀」讓病人敞開心房

結束修行之後，雖然允許重新蓄髮，我依然維持剃度的模樣，平時穿著袈裟。這種儀容稱爲「外儀」，我認爲能夠向其他人傳達某些訊息，例如：「可以放心向此人傾訴。」、「這位僧侶與現世利益並無關聯。」

「外儀」包括向他人展現的儀容、以及呈現在他人眼中的模樣。必須端正威儀，修行時對這一點的要求非常嚴格。僧侶向佛壇頂禮膜拜時，背後的模樣被其他人一覽無遺。假如無意間踩到袈裟、正坐時無精打采地駝背、行爲舉止不夠嚴謹端正，即使自己沒有發現，身後的人全都看得一清二楚。民眾不會感激用這種外儀來誦經的僧侶。

最重要的首要關鍵就是端正自己的站姿舉止。一旦端正了站姿舉止，心靈自然變得肅然莊重。

然而，維持這種模樣其實帶來不少困擾——被誤認爲男性、搭乘女性專用車廂被阻擋、進入女用澡堂嚇到其他人、使用女廁被投以懷疑的眼神……

等等。甚至還有女高中生互相打賭猜測我到底是男是女。

只是剃掉頭髮，周遭的人看我的眼神就變了。有些人目不轉睛地盯著我瞧，有些人目光閃躲不願直視，這些都是以往從未遭遇過的體驗。雖然我個人微不足道的經驗無法相提並論，我總算稍微理解因爲抗癌藥物的副作用或其他原因失去頭髮之人的心情。我進一步體悟到，其實周遭的人直接發問，反而讓當事人鬆一口氣。

一般人面對因爲癌症失去頭髮的人，通常目光閃躲不願直視，也不敢提及相關話題。實際上，假如當下的情況合適，直接開口詢問也沒關係。比起病人主動表示：「其實啊……」其他人先發問：「你怎麼了？發生什麼事？」更能讓當事人鬆一口氣。這是我體悟到的心得。

這個道理不僅限於髮型，面對手腳殘缺的人亦是如此。當然，交談時一定要考量與對方的關係以及當時的情境，我們仍要盡可能率先開口詢問。舉例來說，看見手指殘缺的人，可以主動問他：「這是什麼意外造成的？」對方回答：「在工廠操作車床時受傷。」接著仔細描述發生意外的過程。每個人心底其實都渴望有人願意傾聽自己人生中發生的重大事件。而我身爲僧侶的外儀，促使病人敞開心房願意讓我提問。

以往感受到沉重的氣氛就想逃避

現在的我非常重視傾聽其他人的心聲，以前的我卻對此避之唯恐不及。身爲醫院的護理師，一天負責照顧大約十位病人。在時間限制的壓力下，必須完成的工作堆積如山，實在無法花費三十分鐘至一小時與一位病人談話。然而，這些都是我的藉口。其他人還是有辦法在百忙之中與病人好好說話。

老實說，根本的原因在於我沒有那麼寬闊的胸襟。即使胸襟不甚寬闊，察覺危險的雷達倒是挺發達，我能夠看出：「這位病人似乎懷著沉重的負擔，可能長篇大論說個不停。」這種情況下，即使沒有人呼叫我，我也會謊稱：「不好意思，其他人有事找我。」趕緊落荒而逃。病人說：「現在死了也無所謂。」我含糊其辭地回答：「你說的是什麼話！」、「請別這麼說。」根本不想認眞傾聽。

當時的我介於三十至四十歲之間，看多了病人過世的場景，從來不曾嚴肅正視並思考死亡相關的議題。有些人二十幾歲或三十幾歲時，精神層面已成長得相當成熟，願意勇於面對死亡議題，我卻做不到這種程度。我一直到了超過五十歲之後，總算能夠正視死亡。

我剛成爲護理師時，被分配到心臟血管外科。大約過了一、二個月，第一次親眼目睹病人過世的場景。病人的狀況突然急遽變化，過世時的樣貌讓我大吃一驚，忍不住低聲啜泣，招來前輩的嚴厲斥責：「你再怎麼哭，工作也不會提早完成啦！」

爲了病人過世而嚶嚶啜泣，實在不太雅觀。身爲護理師竟然如此不專業，更讓我心生愧疚。作爲專業人士，應該展現專業的態度，隨時保持平常心來處理工作。當時的我是這麼想的。

逐漸累積經驗的我，越來越擅長屏蔽自己的情緒。以往每當我無法截斷內心的感情，病人和家屬的情緒就會衝擊進入我的心裡，連帶使我感染悲傷的心情。我之所以深受病人和家屬的情緒影響，正是因爲我嚴肅看待病人的死亡，將原本的自我從這個情境當中抽離所造成的結果。這只是我個人的情況，一定有其他人能夠做到即使不與病人的情感波動同調，也能認真面對病人。

順帶一提，現今的護理學校和醫療現場已經不再要求護理師「不准哭」或「屏蔽自己的情感」。當然也不能放任自己完全被病人和家屬的情緒牽著走，過度傷感而引發憂鬱症。除了叮囑護理師重視自我控制以外，也倡導悲傷的時刻就該顯露悲傷。

無效治療引起的違和感

即使我逃避不敢認眞面對病人，不代表我未曾深思熟慮過。

我最初被分配到心臟血管外科，緊接著是腦外科。隨著資歷增長，我服務過消化器官外科，最後是乳腺外科。我一直待在外科領域，病人過世的案例非常普遍。尤其後來的消化器官外科與乳腺外科，大多數病人在接受癌症治療的過程中過世，我經常目睹病人最後一刻離世的場景。

當時安寧療護觀念尚未普及，病人的平均年齡比現在年輕，醫界瀰漫著一股「若不接受治療，就是向疾病認輸」的氛圍。因此，直到人生終點的最後一刻仍持續積極治療。

手術後，爲了預防癌症復發而進行抗癌藥物治療；無法切除腫瘤，只能進行抗癌藥物治療；癌症復發之後進行抗癌藥物治療。爲了治療癌症，理所當然進行抗癌藥物治療。當時抗癌藥物的副作用非常劇烈，病人一旦開始療程就會感到非常難受、渾身乏力，完全無法做任何事。即使醫師心底的眞實想法是「其實沒什麼效果」，嘴上卻鼓勵病人：「要加油喔！」病人也把醫師的話當眞，提起精神對抗病魔，以至於病人到死之前依然持續進行抗癌藥物治療，臨終時點滴還掛在身上滴個不停。

看著這樣的病人，他們明明還有其他的選擇，卻全都被抹煞了。假如不接受抗癌藥物治療，病人還保有些許行動力，能夠在剩餘的時間裡去泡溫泉、盡情享用喜歡的美食。這些接受抗癌藥物治療的病人一心一意努力對抗病魔，礙於副作用實在太難受而什麼都吃不下，哪兒都去不成，只能躺在床上無法動彈直到嚥氣。無論是否接受抗癌藥物治療，恐怕都無法改變人生最後一刻來臨的時程。既然如此，明明有機會享受最後這一段時間，卻白白浪費掉了。這個想法不斷在我的腦海中盤旋。

站在護理師的立場，爲了遵守院方的理念方針，無法向病人坦言這些想法。醫院告訴病人：「打起精神，接受治療，加油！」護理師實在沒辦法在一旁唱反調：「不治療也沒關係。」

另一方面，病人本身也猶豫不定，遲疑這麼做眞的好嗎？病人喃喃自語：「眞的治得好嗎？」護理師當然不敢誇下海口：「治得好！」也不敢建議：「立刻停止治療，去溫泉旅行吧！」我對這樣的自己感到「十分厭惡」，只能悶悶不樂含糊其辭，趕緊逃離現場。

如今，當病人質疑：「眞的治得好嗎？」、「我會死嗎？」我能夠坦率地回答：「每個人總有一天都會死。」然而，我是以僧侶的身分才能這麼說。若身爲護理師的我說了同樣的話，大概會遭到病人怒罵：「你別胡說八道！」

闡述生存之道的僧侶，具備專業技能的護理師

剛剛完成得度儀式的那段時期，經常有人問我：「你現在是僧侶，還是護理師？」、「比較偏重哪個身分？」當時我絞盡腦汁思考後回答：「現在有八成的比例是護理師。」或「現在兩種身分是五五波。」漸漸地，我開始覺得這樣的想法有點奇怪。我花了一段時間才終於適應同時身兼僧侶和護理師兩種身分的狀態。

畢竟，我就是我，兩者皆非，亦兩者皆是。進一步來說，我認爲僧侶意

味著看待事物的思考方式，也就是生存之道，護理師則著重在技能層面。護理師具備專業技能，以此作爲謀生的職業。

另一方面，這個世界上有將護理師視爲生存之道的人，亦有努力學習作爲僧侶所必備技能的人。例如在喪禮或類似的場合，與其喋喋不休闡述生存之道，人們更希望僧侶有能力主持一場符合規範、儀式完整的法會。有鑑於此，那些擁有固定捐獻信眾的寺院，其繼承人或年輕的住持都會積極參加佛法研究會等各種讀書會，精進佛法相關的技能。

我的老家既不是寺院，我也不需要主持喪禮。我以僧侶的身分傾聽末期病人說話時，從來不曾提起佛法相關的話題。偶爾會應病人的請求爲其誦經或念誦眞言，病人沒有提出要求，我什麼都不會做。末期病人的病床之前，不需要追求作爲僧侶的技能，這些技能亦不適用於這種場合。

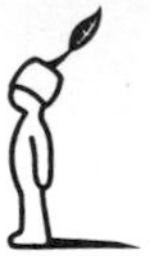

當然，從佛教當中習得的思考與感受方式，已經成爲我的根基，但我不曾用「釋迦摩尼這麼說」的方式來表達。即使寺院邀請我去演講，我依然只會用自己的話語來分享自己的想法與感受。

2. 以僧侶的身分面對臨終之人

① 身兼護理師與僧侶的我

以護理師或僧侶的身分進行訪視

我身兼具備醫療技能的護理師，以及面對臨終之人的僧侶，也就是臨床宗教師，穿梭於病人的家和安寧緩和醫療病房之間。從公眾服務的立場來看，或許有人會疑惑：我究竟是護理師還是僧侶？依據公眾服務的現狀來看，我有時候是護理師，有時候則是臨床宗教師。我來爲大家說明這兩者有何不同。以前往病人的家中訪視爲例——

以護理師的身分訪視時，測量病人的血壓與體溫等各種生命徵象，爲病人更換點滴，都是護理師的工作。護理師一邊進行這些工作，一邊聆聽病人訴說。家訪護理通常一次爲三十分鐘，護理師只能在這段時間內聽病人說話。

以臨床宗教師的身分訪視時，不會做護理師的工作。訪視的時間無論是三十分鐘或一小時，只會專注傾聽病人的話語。臨床宗教師尚未制定像家訪照護那樣的公眾服務制度，缺乏明確的時間規範，目前依據病人的期望和身體狀況來決定訪視的時間長度。因此臨床宗教師比護理師更能專心致志地傾聽病人吐露心聲。以上就是大致的現況。

以臨床宗教師的身分訪視數次後，病人向我坦言：「好可怕。」我問他：「你害怕什麼？」病人回答：「不知道未來怎麼樣，覺得好可怕。」身體逐漸無法動彈，食量越來越小，呼吸愈發艱困，這一切都讓他感到害怕。

此時病人已經無法行走。前一週我來訪視時，他還能自行走到廁所，這一天他已經在使用尿袋了。

我的丈夫也經歷過這些過程，從拿不動陶瓷杯，到無法直接拿起杯子喝水，到改用吸管喝水，到最後連吸吮吸管的力氣都沒有，徹底喪失喝水的能力。甚至無法依靠自己的力氣呼吸。這是令人完全無法想像的恐懼。

面對這種超乎想像的恐懼，根本無法獨自一人承擔……若有人獨自面對後還保有理智，簡直就是奇蹟。

以前的我遇到這種情況就想逃避，因我實在無法承受病人的恐懼感。雖然現在仍舊不太擅長處理這種情況，我已經能夠反問病人害怕什麼、對此有何想法。假如在我的引導之下病人仍不願意開口，也不會勉強他。即使有些人認為應該繼續追問病人，我卻不認同這種做法。既然病人不想說，那就不要說也沒關係。

這位病人宛如打開閘門一般滔滔不絕地說個不停：「大家都顧慮太多不敢問我。要主動向沒有問我的人提起這個話題，需要極大的勇氣，所以我就不說了。」、「我在害怕什麼、我認為死後是什麼模樣……其實只要有人問我，我就願意說。與其只在自己的腦海裡想東想西，說出來以後反而沒那麼害怕。」

只要把話說出口，就能減輕些許心中的負擔。一想到有個能夠傾訴的對象，心情頓時變得輕鬆。這就是我想陪伴在病人身旁的理由。

②與臨終之人對談

盡是煩惱的話題

我有時候以臨床宗教師的身分前往安寧緩和醫療病房（安寧療護醫院、機構）服務。安寧療護意即「舒緩因疾病而造成的身心痛苦。」安寧療護不僅緩解病人身體上的病痛，同時也舒緩心靈上的痛苦。然而，現狀卻是安寧緩和醫療病房的護理師實在很難有充裕的時間傾聽病人說話。除了管理病人的身體狀況及按時投藥，也要協助病人進食與沐浴，工作堆積如山。有鑑於此，爲了照護病人的心靈層面，院方邀請我來專門傾聽病人的心聲。

早上抵達院所，病人紛紛向我提出：「請您過來。」我按照病床號碼的順序逐一訪視，爲每位病人提供一小時談話時間。別以爲病人只會講述沉重的話題，實際上並非如此。

有些病人全程都在閒話家常，有些人緬懷過往時光：「讓太太辛苦了！」、「別看我現在這個樣子，年輕時可做過這樣那樣的事呢！」也有人火冒三丈地煩惱著：「我雖然有遺產，但絕對不會留給那傢伙！」、「我正在思考，該怎麼做才不會讓遺產流入那傢伙的手裡！」並與我分享他想到的各種方法。

我原本以為，入住安寧緩和醫療病房的病人對僧侶吐露的內容，會是更深層的想法，可能有不少人心想：「佛祖會來迎接我嗎？」事實絕非如此。我亦不曾告訴病人：「要捨去煩惱。」不捨去也沒關係。

對這位病人來說，遺產是非常重要的大事，難怪他這麼在意。他卻不曾告知身為當事人的家人和親戚，也不曾向醫師或護理師提起。而僧侶無關乎現世的利害關係，因此能夠向我開口吐露。只要病人說完之後感覺更輕鬆，就足夠了。

死後是什麼模樣

有人問我：「死後是什麼模樣？」既然是僧侶，應該知道吧！我被問到這個問題時，會反問對方：「你認爲呢？」詢問死後情景的人，通常已經有了自己的想像：「會變成這樣吧！」

實際上，被我反問的人紛紛表示：「我認爲會變成這樣。」、「我認爲會變成那樣。」其中也有人說：「就是不知道才要問你。」遇到這種情形，我會告訴病人：「有此一說——從天界到餓鬼、地獄總共分爲六道，依據這輩子的所作所爲，被分配到相對應的境界。」病人反駁：「才沒有這種事呢！」以現代人的觀念來看，不相信這種說法也是理所當然，一聽到就立刻否定。我接著詢問：「那麼，你認爲如何？」病人開始分享自己的看法：「應該是這樣那樣吧！」比起想要知道死後世界的景象，他更想談論有關死亡本身與死後後事的話題。

死亡，是病人最關心的事。一旦入住安寧緩和醫療病房，距離死亡就不遠了。死亡的瞬間很痛苦嗎？還是不怎麼難受？傳聞會看見光輝和花園，是眞的嗎？死後是什麼模樣？能夠遇見已經過世的人嗎？靈魂會留下來嗎？病人很想討論這些話題，卻說不出口。

周遭的人都把死亡相關的話題當成禁忌，認爲與臨終之人討論死亡相關的話題，會讓病人更痛苦。病人問：「我快死了嗎？」周遭的人支吾其詞，不知道該怎麼回答才好。畢竟，正面直視臨終之人、或身上籠罩死亡陰影的人是一件非常恐怖的事。由於感受到這股恐懼，明知死亡近在眼前，卻假裝沒看見。

相反地，病人往往很勇敢地想要談論死亡相關的話題。這是病人設想出死亡的形象，進而接受自己即將死亡的過程。即使無法得知死亡最後的確切模樣，至死仍一無所知實在太可怕，便設想出自己認爲的形象。

每當病人詢問這個話題，我會分享我的所見所聞：「我曾聽說過這種事。」、「我曾見過有人那麼做。」藉由這些分享，幫助病人描繪出自己的死亡形象。

③諮商師與臨床宗教師有何不同？

負責的範圍只包含死前，或是也涵蓋死後

說起「傾聽者」的角色，包括諮商師與傾聽志工。現實的情況是，這兩者比臨床宗教師更廣爲人知。

廣義的諮商包含法律諮詢、就業諮詢、各種社會生活議題的諮詢與協助。此處的諮商則爲狹義的諮商，提供精神、心理層面的諮詢與協助，意即「心理諮商。」

傾聽是諮商的溝通技巧之一，專注於對方說的話，進一步聽出話語背後的深意。傾聽志工只有特別加強諮商技術當中的傾聽部分，只能提供傾聽服務，無法提供諮詢與協助。

即使推行臨床宗教師資格制度的時間不長，缺乏統一的課程，基本上還是會學習包含傾聽的諮商技術。

那麼，臨床宗教師與諮商師有何不同？一言以蔽之，差別在於「負責的範圍只包含死前，或是也涵蓋死後。」

擁有諮商師資格的人，基本上都是臨床心理師，其學術基礎爲臨床心理學。臨床心理學與精神醫學高度相關，都是研究如何爲具有精神與心理問題的人提供協助與康復。重點是，諮商師的立足點在於與醫學相近的科學，並不包含死後的世界。反觀宗教臨床師，以宗教爲基礎，負責的範圍兼具死亡本身與死後的世界。

病人與諮商師談話時經常問到：「死後是什麼模樣？」這個問題流露出病人對死亡的不安，諮商師猶豫著不知道該如何回答較爲恰當。諮商的基本目標是「治療」，對於進入臨終階段的人來說，其實幫助不大。

傾聽技巧也有不管用的時候

「傾聽」是一門聆聽他人說話的技術，除了諮商師與傾聽志工以外，臨床宗教師也要學習這項技能。或許有些讀者已經知道傾聽包括「點頭」、「總結」等各種技巧，其中最具代表性的技巧爲「複述」。

複述意即藉由重複對方說過的話，讓對方實際感受到有人認眞聽他說，並且注意到對方不經意說出口的話才是隱藏的重點。這種作法能夠獲得很好的效果，許多人都喜歡運用這個技巧。

然而，我認爲這個技巧不適用於臨終之人。舉個例子，病人說：「好可怕。」對方跟著複述：「眞的很可怕！」實在不太恰當。

病人眼看著自己的肌肉逐漸衰弱，最終無法行走，聯想到人生最後一天終將來臨而說出：「好可怕。」此時聽到對方跟著複述：「眞的很可怕！」讓病人作何感想。病人大概在心裡想著，對方認爲反正這不關他的事，表面裝作一副我懂的樣子說出「眞的很可怕！」既然對方的態度輕蔑，那麼我也不需要他來理解我的恐懼。於是病人再也不肯與對方交談。

運用技巧、實踐傾聽的技術並不適用於臨終之人。與其說不適用，其實根本無法運用技巧來聽他們說話。

我認爲，作爲一個無力又赤裸的人，與臨終之人對峙是一件非常恐怖的事。即使如此，依舊要捨棄盔甲、放下傍身的技術，正面直視臨終之人。聽到對方說：「好可怕。」也要顫抖著反問：「你在害怕什麼？」

3. 爲現代人解惑而開辦「養老指南班」

① 無法接受父母過世的人其實非常多

無法接受九十歲的母親過世

病人進入人生最終階段，爲了讓病人安心度過最後幾日、安詳地離世，照護者的心理準備也很重要。有鑑於此，我從數年前開始不定期舉辦講授心靈照護以及死亡相關議題的「養老指南班」。以下是我開辦這個講座的契機——

這是發生在我尚未成爲僧侶，還在醫院擔任護理師時的經歷。一位六十多歲男性，帶著超過九十歲的母親來門診看病。他說：

「母親此時幾乎吃不下任何食物，希望你們把她治療到能夠像往常一般進食。」

醫師聽了之後回答：

「依據你母親的年齡，已經無法像以前那樣進食了。她的身體也不需要攝取那麼多食物。」

聽了醫師的話，那位男性作何感想呢？他當場勃然大怒：

「醫院是專門治療病人的地方吧！醫學那麼進步，怎麼可能治不好！」

醫師聽了這番話也無言以對。這位母親沒有生病，而是衰老。醫學無法醫治衰老。即使醫師無言以對，面對發怒的家屬，只能耐著性子詳細說明高齡者的身體會產生哪些變化等相關知識。然而，這位男性完全無法接受，堅決主張：「總之你們要治好她！」最後醫師投降認輸，讓那位母親留下來住院。

既然住院了，就不得不提供些許治療，於是爲她提供高熱量點滴。然而，向超過九十歲的身體注射點滴會導致浮腫。身體已經無法吸收點滴，反而造成整體狀況惡化。儘管如此，那位母親似乎認爲「她也拿兒子沒轍」，一臉歉意地對醫療人員說：「眞抱歉。」

另一方面，這位男性在母親住院後，仍不斷抱怨：「爲何母親還是無法進食？」、「一定是你們的食物太難吃！」、「餐點的賣相太難看！」向醫院投訴好幾次。

從未思考過父母的死亡

這位男性應該非常喜歡他的母親，不想失去她。然而，身為年長的大人無法把這種話說出口，因此將這份心情轉換為針對醫療體系的抱怨，看什麼都不順眼。簡而言之，就是抱持「媽媽不要死！」的心情來無理取鬧。

為什麼這位男性如此無理取鬧呢？可能源自於他從來不曾思考過母親死亡的議題。他以為母親會一直健康地活下去。當母親超過九十歲，食量越來越小，開始顯現死亡的陰影，便讓他陷入恐慌。面對母親或許會死亡的現實打擊，他做出了反擊。

由於這種情況層出不窮，我認為應該讓民眾在更早之前認知「父母總有一天會死亡，他們不可能永遠健康地活下去。」

一旦父母的死亡成為現實，子女為此陷入恐慌，即使在一旁提醒：「您的母親總有一天會過世。」他也聽不進去。有鑑於此，應該在更早之前，子女們的年紀爲四十歲至五十多歲，雙親依舊健在的時候，向他們宣導關於父母死亡的相關知識。比起直到照護父母時仍不曾思考過死亡相關議題，提前設想對於子女及父母皆有好處。如此一來，子女便能撫慰臨終之人的心靈。我懷著這樣的理念開辦養老指南班。

提供長期諮詢服務的寺院

養老指南班預定在寺院舉行。我並非與某些特定的寺院達成協議。只要有寺院希望舉行這個講座，無論是哪個宗教派別，我都願意合作。

選擇在寺院舉行的原因是，民眾只參加一次講座，其實沒辦法面對處理後續發生的變化。隨著年紀增大，父母的身心狀態持續改變，家屬的思考方式亦隨之不同。等到那個時候卻沒有能夠諮詢的場所，是一件非常傷腦筋的事。在寺院舉行講座，家屬感到困惑時能夠前往寺院諮詢住持，若住持無法回答家屬的問題，便可與我聯繫。

順帶一提，請問讀者們知道全日本有多少間寺院嗎？

根據文化廳的調查統計，全日本約有七萬七千間寺院。全國只有大約五萬五千間便利商店，寺院的數量足足多出二萬多間以上。即使如此，現今的日本人卻越來越疏離寺院，寺院在當地擔任的角色與存在感日愈薄弱。

另一方面，日本每年死亡人數已突破一百三十萬人。到了二〇四〇年，團塊世代（譯注：日本在二次世界大戰之後出生的第一代，狹義的範圍是一九四七年至一九四九年之間出生的戰後嬰兒潮，廣義的範圍是昭和二〇年代，即一九四六年至一九五四年出生的人。）將全體達到九十歲以上，估計每年死亡人數將達到一百六十七萬人。這種情況下，從照護的人力到火葬場等各種相關資源將嚴重不足，醫院的病床數當然也不敷使用。無論病人是否願意，留在自己的家裡迎接人生終點的人將會大幅增加。

一直以來，對於避諱死亡的日本人來說，在自己的家裡迎接人生終點實在是非常棘手的事。在這種時刻，假如寺院具備諮詢相關議題的功能該有多好？照顧病人的過程中產生的各種疑問與內心的困惑，都能夠獲得協助。如果七萬七千間寺院都具備這樣的功能，在自己的家裡照護病人豈不是輕鬆許多！基於這樣的理念，我決定在寺院舉行養老指南班。

② 高齡聽講者的人數超出預期的原因

許多聽講者是正在照顧老年病人的老年人

起初，養老指南班預估聽講者大多是介於四十至五十多歲的人。開班之後，人數最多的竟然是七十至八十多歲的人。這些人都是正在照護老年病人的老年人。他們目前正在照護的丈夫或妻子，或其他親人隨時有可能過世，因此希望了解與臨終有關的各種議題。四十至五十多歲的人普遍對於死亡尚未產生現實感，有興趣的人寥寥無幾。

對於四十至五十多歲的人來說還很遙遠的話題，一旦邁入七十至八十多歲，立刻成爲身臨其境的現實。起初我有點擔心與這些年長者討論死亡的過程是否恰當，但舉行講座之後沒有遇到任何問題。

依然有少數四十至五十多歲的聽講者。這些人參加講座的原因，大多是父母其中之一已經過世，但在父母過世之前發生過一些違心之事。父親或母親在他年輕時過世，當時懵懂無知，非常後悔沒有做好照護工作，這次希望能以沉著冷靜的態度來照護長輩。

對這些人來說，聽講的過程等同幫助他們回顧以往。許多人恍然大悟：「啊，原來是這麼一回事！」也有人表示：「如果具備這些知識，當時就能更妥善地應對。」

從死亡過程到心理狀態

養老指南班的完整課程爲三天，假如無法舉行三天，也可以濃縮爲一天。

關於講座的基本內容，首先說明死亡之前的發展過程。如同第一章所述，臨終前三個月左右開始出現徵兆，以及之後一連串的發展過程。接著探討末期醫療的相關議題——介紹末期醫療與安寧療護的現況，廣泛而公平地列舉兩者的優缺點，讓聽講者了解有哪些選項。

接下來，進入心靈層面的問題。討論範圍包括醫學不斷進步，人類的壽命延長，加上各種抗老化方法，讓一般人產生「我們似乎不會死」的錯覺，以及「爲什麼我們厭惡直視死亡議題。」選擇一項議題爲中心，以工作坊形式進行分組討論。藉由這種方式，聽取許多人的意見，幫助自己釐清心中抱持什麼樣的價值觀。

我希望透過這樣的講座內容，幫助聽講者以更積極正面的態度來思考與死亡相關的議題。

藉由思考死亡，促使我們描繪出長遠未來的光景

詢問聽講者的感想，有些人表示：「知道這些事眞是太好了！」、「原來人類也是動物之一啊！」也有人說：「想得越多越害怕。」死亡，無論對誰來說都是一件很可怕的事，若能親眼見識眞實的死亡模樣，多少能緩和對

死亡的恐懼。我認爲，殘存於現代社會唯一能夠接觸眞實死亡的機會，就是喪禮。

然而，如今連喪禮也逐漸消失。越來越多人曾經爲了父母的喪禮與墓地搞得焦頭爛額，實在不想讓子女承受這樣的負擔，因此決定不要喪禮和墓地。

我不需要繼承寺院，也與葬儀社和墓地管理公司沒有關聯，即使喪禮和墓地都消失了也不會帶給我任何困擾。我能理解父母不想讓子女承受負擔的心情，我也認同不要喪禮和墓地是很合理的想法。然而如此一來，子孫輩就太可憐了。

人死後，許多人聚集前來悼念，一起回憶往事而流淚或歡笑，將遺體納入棺材，同時放入花卉與遺愛之物，再運往火葬場。待火化完畢後，大家一起撿骨。現場的每個人看著這樣的場景，明白有朝一日自己死後，也會像這樣聚集許多人來爲自己送行。藉此學習到死亡並非特別恐怖的事，而是不斷重複循環的普通光景罷了！

假如病人在醫院過世，又不要喪禮與墓地，其他人便無法想像自己死亡的景象。掃墓時會想著：「自己死後，應該也會有人來看我吧！」假如沒有墓地可供參拜，就無法理解這種心情。太過以金錢及物質來衡量死亡，便無法領悟自己活著的意義。

我們藉由目睹父母之死，形塑自己的死亡形象。透過父母之死來思考自己的死亡，並藉由思考自己的死亡，來思考往後的人生。換言之，見識眞實的死亡，促使我們思考長遠未來的光景。想像描繪三十年後、四十年後自己的模樣，激發我們思考當下該如何生活。

第 4 章

撫慰生者的心靈

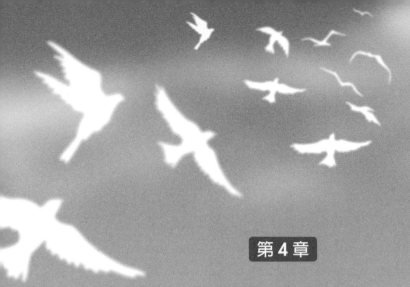

1. 只依靠醫療、或只依靠宗教都尚有不足之處

① 在醫療與宗教的交接點提供照護

末期病人與精神疾病患者的共同點

在家中療養的臨終之人的心靈照護，也就是靈性層面的照護，我希望多加充實技巧。要做到這一點，我必須與當地資源建立更加緊密的連結。假如在雙方缺乏信賴基礎下，突然造訪臨終之人的家，向病人表示：「我願意聽你說話。」這份心意將窒礙難行。

有鑑於此，我認爲應該在更早之前，病人在自己的家裡接受治療的階段就開始往來。病人需要護理師的專業技能時，就以護理師的身分提供服務；當病人進入尋求靈性層面的支柱大於醫療照護的階段，就以僧侶的身分陪

伴，隨時爲病人提供當下所需的協助，乃是最好的做法。

當我尚在摸索該如何調整做法的途中，因緣際會之下，我接觸到酒精成癮與憂鬱症等各種精神疾病患者——我參與精神科診所戒治療程的其中一項計畫「GEDATSU」，協助他們將佛教的思維理念融入現有的療法之中。

或許有人覺得不可思議：「末期病人的靈性照顧與精神疾病患者有何關聯？」乍看之下，兩者是完全不同的問題。實際上，末期病人與精神疾病患者之間具有共同點——只靠醫療手段難以應對，從精神層面切入的意義更爲重要。

舉例來說，對於酒精成癮與憂鬱症患者，給予抗酒精藥物和抗憂鬱藥物來進行治療，但只靠著這些藥物無法醫治酒精成癮與憂鬱症。必須依靠病人留意自己的思考方式與行爲模式，逐漸做出改變，同時搭配藥物治療。這個過程當中，以佛教的思維理念來看待事物便能發揮助力功效。

現在我也是精神科診所的一員，加入戒治療程，拜訪當地在自家療養的病人進行訪視照護。

戒治療程其中的佛教計畫「GEDATSU」

以下是「GEDATSU」的具體做法——這一天進行的是一邊念誦眞言，一邊互相傳遞大念珠的「傳遞大念珠」儀式。參加者爲數十位正在接受酒精成癮治療的病人。

病人們圍成圓圈坐下。起初他們認爲：「做這種事有什麼用！好蠢！」不肯互相傳遞念珠。只是坐在地上攤開雙手手掌，看著念珠從手上滑過。

念誦一百零八次眞言需要耗費很長的時間，一直攤開手掌也很累。病人們覺得袖手旁觀的模樣似乎有點呆，便試著握住念珠，沒想到一握之下發現其實挺有趣的。一旦在中途握住念珠、開始傳給其他人便停不下來，甚至用手腕發力拚命往下傳。儀式結束後，每個人都覺得彷彿合力完成一件大事，心中充滿昂揚的成就感，臉上流露出暢快的神情。

「GEDATSU」不只做活動，活動結束後請參加者逐一發表感想，交流彼此的體驗。我再將當天活動隱含的意義與佛教理念結合，與眾人分享。傳遞大念珠結束後，我告訴參加者：「即使自己不想參與，其他人依舊會把念珠傳遞到我們的眼前；當我們主動將念珠傳遞下去時，後面的人也可能正在休息。世界或許就是這樣子運作的吧！」

「GEDATSU」將佛教理念與思維融入療法之中，以醫學的角度來分類，可歸類爲職能治療與認知行爲療法。

無論職能治療採用何種活動，認知行爲療法如何改變病人的思維，其目的都是幫助病人從身心的疾病與障礙中恢復健康。這種療法涵蓋各種手工藝活動、音樂、美術、運動等各項領域療程，佛教亦是其中之一。

「GEDATSU」除了傳遞大念珠以外，還包括抄寫經文、製作念珠、被稱爲「Death Trial」的死亡體驗之旅等各種課程。我當然也會演講授課，我講述的都是「其實，一切的原因都在自己的身上。」、「世間萬物都取決於你自己的想法。」這些非常簡單又理所當然的內容。但以佛教思維作爲論述基礎，就會帶給聽眾耳目一新的新鮮感。

②被賦予意義的事物就具有意義

用「念珠」取代「橡皮筋」

「GEDATSU」雖然可歸類爲職能治療與認知行爲療法，也不是完全與這二者相同。

舉例來說，治療酒精成癮時，認知行爲療法的其中一種方式，是使用橡皮筋來遏止「想要喝酒」的衝動。病人的手上戴著橡皮筋，想要喝酒時，就拉起橡皮筋用力彈自己的手腕。藉由分散注意力來遏止衝動，習慣這個動作之後，便能持續遠離酒精。

然而，拉起橡皮筋劈哩趴啦彈手腕的動作，實在非常空虛。尤其是已經超過四十、五十歲的大人玩弄橡皮筋的模樣，連病人本人都覺得尷尬，更不願意配合。

假如以念珠代替橡皮筋，爲其賦予意義，將給人截然不同的感受。爲了最珍愛的女兒而希望戒酒，把對女兒許下的誓言封入念珠裡。無論是佛祖、母親、最喜歡的奶奶、甚至是鈴木一朗，任何對象皆可，只要是自己非常重視的人，都可以想像對方依附在念珠當中，與自己攜手共同守護誓言。如此一來，念珠不再只是單純的物品，而是具有價值的貴重物品，其功效比橡皮筋更加長遠持久。

「GEDATSU」計畫裡，患者必須全神貫注親手製作念珠。佩戴在手腕上一段時間之後，偶爾會發生斷裂，念珠斷裂的現象也是有意義的。念珠代表長期背負沉重苦楚的自己，乘載著迄今爲止的努力，因負重而斷裂。斷裂的念珠將帶走至今的一切痛苦，病人便能以稍微輕鬆一些的姿態，繼續製作新的念珠。

實際上，每位病人製作念珠時都非常開心。由於酒精成癮患者多爲男性，我告訴他們如果不想自己動手配戴，也可以請太太幫忙，但每個人都願意自行把念珠戴上手腕。

這樣的治療計畫，一定要與醫療同時進行才有意義。假如有人誤以爲「只要製作念珠、把希望寄託在念珠之上就能治好。」絕對是錯誤的認知。一方面由醫師採用科學方式仔細分析個案，根據醫學理論進行治療，與此同時，搭配從不同立場提供的輔助方式雙管齊下，才能充分發揮宗教的功效。

過度消除宗教性導致心靈無所依靠

坦白說，我初次接觸精神疾病患者時，曾經非常擔憂是否會遭到「不要扯上宗教」之類的強烈反對。幸好，我的擔憂並未成眞。

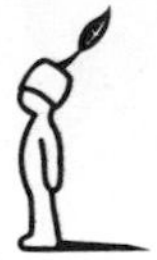

關於這個議題，曾經有一份民意調查詢問民眾：「你認爲擁有宗教的心靈很重要嗎？」回答：「很重要。」的人大約佔七成，這個比例或許反映出日本人具備的「氣質」。根據同一份調查（二〇一三年《日本人的國民性調查》）顯示，詢問：「你相信宗教嗎？」回答：「不相信。」的人大約佔七成。儘管如此，民眾顯然認爲懷有一顆宗教之心是非常重要的事。

實際上，讓精神科病人抄寫經文與冥想時，大家都很認眞，非常熱切地參與。抄寫經文時，甚至有人無法在規定的時間內完成而利用休息時間繼續努力。

迄今爲止的醫療，總是排除宗教因素，期望以科學貫徹一切。森田療法及正念療法這一類以宗教的內省與冥想爲基礎的療法，只要去除其中的宗教因素，也能被認可爲精神疾病療法之一。

森田療法爲一九二〇年由東京慈惠會醫院醫學專門學教授森田正馬博士創立的精神療法。正念療法則是將注意力集中在此時此刻自己的身體所察覺到的感受，保持專注、屏蔽雜念的一種冥想法。

長期持續排除宗教因素，導致醫療現場完全無法接觸任何宗教相關的事物。可以說，過度消除宗教性的結果，致使心靈無所依靠。除了部分基督教體系醫院，院內設有教會及神職人員以外，大部分醫院都與宗教無緣。

儘管如此，我們仍會在考試前祈求金榜題名，也會去寺院和神社祈求平安健康。即使每天努力不懈，一顆心依舊高懸著無法平靜下來，就會向神佛祈禱。基於同樣的道理，在醫療現場偶爾想著「念珠發揮功效」也無妨。我認爲在醫療場域同時提供宗教資源，讓病人能夠自由接觸是最好的做法。

③醫療上的NO，並非佛教的NO

偶爾破戒不代表就是「失敗者」

以酒精成癮患者爲例，容我再多介紹一些提供給精神疾病患者的佛教相關治療方法吧！

酒精成癮患者將喝酒稱爲「破戒」，一旦破戒就會被醫師責罵：「爲什麼喝酒？這樣不行啊！」、「你又喝酒了嗎？」並增加抗酒精藥物的劑量。破戒代表迄今爲止累積的醫療成效前功盡棄，又要重頭開始，被視爲充滿遺憾的失敗。

然而，從佛教的立場來看，要不要破戒全由病人決定。想喝酒就喝，不想喝酒就不要喝。酒精成癮患者聽聞此言，每個人都嚇一跳，隨即雀躍不已，紛紛熱烈回應：「就是說嘛！」、「喝了酒也沒關係吧！」、「好、好、好！」過了一陣子之後，他們終於領悟到這句話的威力遠比嚴格禁止飲酒更強大。

病人被告誡「不准喝酒！」會產生反抗心理，乾脆躲起來偷喝。被喝止「不准！」反而催生出「什麼啊！混帳！」這一類的情緒。相反地，病人未被禁止飲酒，喝了也沒關係，不想喝也無所謂。爲了「爲何我非得被禁酒不可？」而發怒的人才是莫名其妙。假如這裡是沙漠，你想喝什麼、或不喝什麼，完全沒有人會發出任何責備，反正一直喝酒的下場只是靜脈瘤破裂致死罷了！沒關係，喝吧！

並不是就這樣放任病人不管。站在醫療的立場，破戒的病人是「失敗者」、「重複犯錯的人」；站在佛教的立場，不會因爲破戒就否定這個人。人生在世，就會破戒。人活著的時候，偶爾會違背誓言。面對已經發生的事，不要執著、不要發怒、不要後悔，繼續朝向下個階段前進即可。無論重複多少次，只要轉換心情、重新出發就好了。

醫療上制定嚴格的療程當然是必要的，假如只有緊迫盯人，病人會被逼得喘不過氣。爲病人保留一條輕鬆的道路，藉此取得平衡，幫助病人重返軌道中央，穩健地進行治療方爲上策。

比起酗酒的行為，更重要的是導致酗酒的根本原因

請讀者們猜猜看，酒精成癮患者與我談話時，會談論什麼話題呢？您的猜測是否爲「雖然想著不應該喝酒，卻忍不住喝了。我該怎麼辦才好？」

實際上，幾乎沒有人對我這麼說。反而大多是「妻子離家出走，我很想與她復合。」、「我覺得好寂寞。」諸如此類的抱怨。然而，無論是妻子離家出走、或是感覺寂寞的根本原因，都與自己的酗酒行爲有關，他們對此卻視而不見。

酒精成癮患者爲何非得喝酒不可，其實是有原因的。舉例來說，爲了出人頭地的目標而辛勤工作，最後卻失敗了，便拚命喝酒灌醉自己。既然如此，那麼探討酒精成癮的問題之前，應該先檢視病人爲何將出人頭地視爲人生意義，這才是問題的癥結所在。

也就是說，「妻子離家出走」之前就已存在酗酒問題，開始酗酒之前就已產生「把出人頭地視爲首要目標」的人生觀。假如這個癥結點沒有獲得改善，即使戒了酒，依舊會回到一切問題的原點。改變人生觀的思考模式時，融入佛教思維的做法便極具意義。

以佛教思維來看，不斷重複發生的事件，其開頭就是問題的根源所在。與其設法中斷重複發生的事，回到事件最初的起點來思考，才能徹底調整事件的發展走向。成癮症亦是如此，「戒酒吧！」、「好想喝！」、「戒酒吧！」、「忍不住喝了！」如此無限迴圈反覆糾葛，若不回頭檢視酗酒的最初原因，便無法解決成癮症的問題。

有鑑於此，「GEDATSU」計畫會與病人一起探討最初開始酗酒的原因。我向病人提議：「每件事情一定都有開始的原因，我們一起找出來吧！」卻遭到非常強烈的抵抗。偶爾被病人怒罵：「煩死了！」萬一談話不順利，病人還會火冒三丈。即使在這種情況下，也無法放任病人不管。我會暫時待在病人的身邊，過了一陣子之後，假如病人稍微冷靜下來，就繼續談話；假如當天的情況實在不理想，便改天再談。

面對臨終之人，就不會用上述的方式試圖探討問題根源，我只會全盤接受病人說的話。畢竟臨終之人再怎麼做出改變也於事無補，倒不如穩定病人的情緒，幫助他們順利走完人生的最後階段。反觀酒精成癮患者，大多數都要再度回歸社會，因此面對他們的談話方式及如何調整人生方向，都與臨終之人不同。

2. 發現每個人都是獨自一人的事實

① 領悟到每個人都是徹底獨自一人的事實

一邊說著「我是獨自一人」，卻一邊怪罪其他人

根據與酒精成癮患者相處的經驗，除了探討事件的起始原因以外，另一項重要的領悟就是——我們必須深刻認知到，每個人都是徹底的單獨一個人。

都是因爲那傢伙不好，才害我喝酒。都是別人向我說了什麼話，我才忍不住喝酒。酒精成癮患者當中，有許多像這樣怪罪其他人的人。爲什麼會有這樣的想法，是因爲他們不認爲世界上的每個人都是單獨的一個人。雖然很多人嘴上說著：「我是單獨一個人。」、「獨自一人也無所謂。」背後卻隱

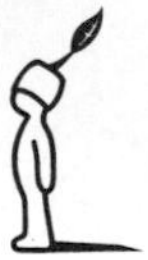

藏著獨處時感到寂寞、想被愛、想向人撒嬌的種種情緒。

不要把所有的事情都怪罪於其他人。即使不被愛、沒有人陪伴在身旁，獨自一人也要站穩腳跟。唯有深刻領悟到每個人都是徹底獨自一人的事實，才能發自內心做到自律。這個道理也是我與酒精成癮患者討論的重點之一。

感受周遭提供的支持力量

即使是徹底獨自一人的狀態，身旁依然有人默默地守護我們。這裡指的並非單純的人際關係，而是擴及宇宙、包含佛祖與我們的祖先等一切萬物。只要想著祂們就在自己的身邊，心情便輕鬆許多。

舉例來說，酒精成癮患者爲了改變自己的意識，有一個方法是不斷反覆告訴自己：「我不喝酒。保持滴酒不沾，每天都開心健康地生活。」這個方法當然可行，但只能依靠自己的力量進行。

假如將這句話改爲眞言，我們爲了遵守絕不喝酒的誓言而努力時，便能感受到佛祖在一旁助我們一臂之力。即使念誦的不是眞言也無妨，無論是最喜愛的奶奶、或是最珍視的女兒的名字都可以。藉由念誦他們的名字，感受周遭充滿來自他們的支持力量。只要能夠感受到自己的身邊存在一股巨大的力量，即使身處獨自一人的狀態，也不會覺得孤獨。

②感受到死亡近在身邊，進而開始思考

思考自己死亡的課程「死亡體驗」

如同前文所述，「GEDATSU」的課程包括讓病人藉由感受死亡近在身邊來重新審視自己的「死亡體驗」。正視自己的死亡，對於促使我們思考長

遠未來的光景極爲重要。想要在普通的生活中實際感受自己的死亡實在非常困難，就讓我來簡單地介紹這個方法吧！

讓參加者適度地間隔開來，無法看見其他人，面向牆壁坐下。請他們根據三大分類，每一類都寫出自己認爲最重要的十項事物。第一類爲重要的物品，許多人列舉金錢、車子、房子。第二類爲物品以外的重要事物，大多數人寫下孩子、父母、配偶、或是寵物。第三類爲夢想與希望，也就是想做的事情，包括想去泡溫泉、想去某間餐廳享用某種美食等平凡的希望全都可以寫下來。

每一類列舉十項，合計三十項，將這些答案分別寫在小紙條上，再閉上眼睛。所有人都閉上眼睛安靜地坐著，我開始模擬情境：「這裡是醫院的診療室，醫師現在說明檢查結果。」告知病人只剩下半年壽命。並引用美國精神科醫師伊莉莎白・庫伯勒—羅絲（Elisabeth Kübler-Ross）的「臨終心理發展」理論，接著說：「被告知只剩下半年壽命的你，懷疑自己是否眞的快要死了。」請參加者揣摩被告知只剩下半年壽命的人的感受。

「臨終心理發展」意指「病人接受死亡所經歷的五個階段——否認、憤怒、討價還價、抑鬱、接受。」這個理論作爲臨終之人的心理狀態模型被廣爲流傳。

臨終心理發展的「否認」，意即「不相信自己即將死亡。」我請參加者揣摩這個階段的感受，不限類別從三十項答案中捨棄六項，而且要實際動手把這六張紙條揉成一團，逐一扔到地板上。

這個部分完成後，進入下一個階段。我再次模擬情境：「你開始感覺身體有些不舒服，很容易感到疲倦，出門去遠一點的地方就覺得非常累。但是

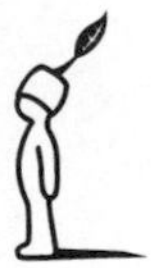

你還能夠進食，呼吸也沒有大礙。」請參加者想像身體呈現這樣的狀態。接著，進入到臨終心理發展的下一個階段。請參加者代入「爲什麼我非死不可」的情緒之中，體會憤怒的感覺。此時，醫師在診察時詢問：「你覺得身體狀況如何？」請花費一些時間思考，再度捨棄六項答案。

如此不斷請參加者捨棄答案，直到只剩下三項爲止。最後告知參加者：「死亡即將來臨，請捨棄二項答案。」請他們捨棄二項答案，只能保留一項答案。這個過程中，面對臨終心理發展的「抑鬱」階段時，爲了讓參加者透過五感來體驗而焚燒線香。最後捨棄二項答案結束活動時，輕敲銅鉦發出叮——的聲響，讓參加者呈現冥想狀態，意味著進入涅槃的境界。

參加者冥想一段時間後，也不能就這樣放任他們停留在涅槃的境界，必須確實喚醒他們的意識，幫助他們徹底回到現實。緊接著，讓每一位參加者按照順序發表保留最後答案的理由，以及參與整個過程的感想，與眾人分享自己的體驗。

最後保留什麼答案

最後必須捨棄二項答案，只能保留一項時，每個人都非常認眞地煩惱。若是您的話，最後會保留什麼答案呢？

無論男女，大多數人會保留「母親」。其中有些人的母親已經過世了，顯然生死不會影響他們的決定。最後保留物品的人不多，但也不是完全沒有。有些人一直保留不動產，直到最後仍在左右爲難。部分酒精成癮的參加者一直保留「想喝酒」，到了最後關頭依舊苦苦掙扎，最終決定捨棄它。

最後保留的答案，截然沒有母親比較好、喝酒比較差這樣的好壞之分。無論保留什麼答案都可以。

舉例來說，最後剩下「母親」與「喝酒」二項答案。酒精成癮患者一般會把喝酒列爲頭等大事，認爲叨念「不能再喝了！」的母親非常礙事，因而把母親排除在意識之外。原本不應該並列比較的兩者，此時無可避免非得互相比較其實是有意義的。假如最後保留喝酒也沒關係，此舉正好幫助參加者察覺「我竟然捨棄老媽而選擇喝酒」。

讓臨終前的心理發展更加充實

參加者分享感想時，許多人表示：「能夠參加這個課程眞是太好了！」、「能夠向○○說出這些話眞是太好了！」我告訴他們：「哪些還沒完成的事情是你心中的遺憾，從今天開始趕緊動手去實踐！讓我們一起活在當下！」即使無法立刻做到，相較於從來不曾對此思考過，透過活動喚醒這方面的意識還是能幫助參加者做出改變。

長遠來看，酒精成癮患者與末期病人同樣都處於邁向人生終點的過程。雖然每個人皆爲如此，酒精成癮患者正在承受由酒精造成的身體痛楚，可以說他們比健康之人更接近人生終點。酒精成癮患者與末期病人不同的是，他們對此毫無自覺。

藉由死亡體驗讓酒精成癮患者實際感受自己的死亡，他們是否能夠透過這個體驗察覺到自己正處於邁向人生終點的過程則不得而知。不過呢，能夠促使他們思考什麼才是對自己最重要的事，帶著這份醒悟繼續自己的人生，也就具有足夠的意義了。總有一天必須面對人生的終點，意識到什麼才是對自己最重要的事，將有助於充實臨終前的心理發展。

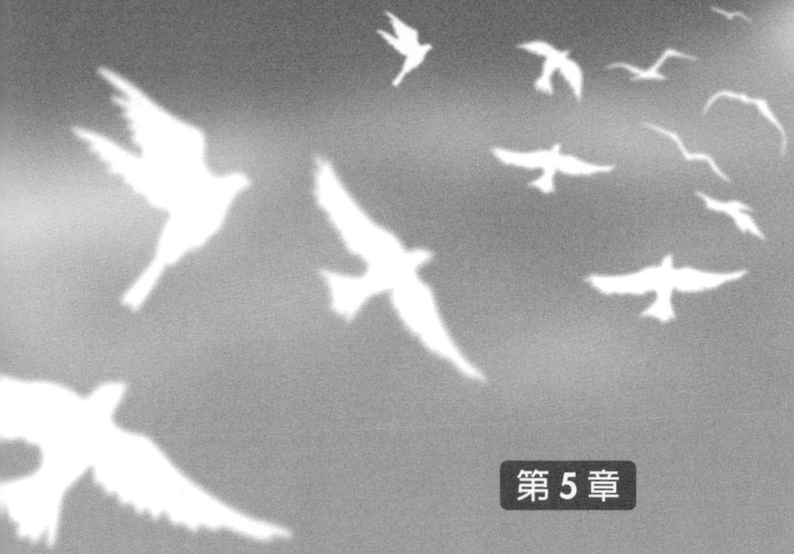

第 5 章

醫療與宗教的交接點

1. 自古以來，僧侶即爲醫者

① 醫學曾是僧侶的基礎教育之一

備受空海大師重視的「醫方明」

第五章介紹醫療與宗教的交接點。現代醫學將醫療與宗教視爲截然不同的領域，大概只有照護末期病人的安寧緩和醫療病房，宗教才能合理地進入醫療現場。然而，科學開始興盛之前，兩者的界線曖昧不明。況且醫療原本就是佛教非常重要的一環，僧侶爲眾人消除病痛，其實就是治療疾病，因此醫學被列爲僧侶的基礎教育之一。

僧侶的基礎教育稱爲「五明」，包括：聲明（文法學）、工巧明（工學）、醫方明（醫學）、因明（邏輯學）、內明（佛教學）等五門科目。因此，高野山眞言宗的開山祖師——空海大師從留學國大唐返回日本時，攜帶數量龐大的書籍之中就包含了醫學書籍。後來空海大師開辦不限身分貧富的學校——綜藝種智院，將五明視爲造福人類的瑰寶而悉心傳授。

空海大師生活在平安時代（譯注：七九四～一一八五年），當時流傳《日本靈異記》、《今昔物語集》之類的佛教故事集。這些故事當中，疾病被描述爲前世的罪行或過往做錯事的報應、惡靈作祟、鬼怪的手筆。我們因而誤解：「古人把這些事情視爲疾病的根源，所謂的治療只不過是加持祈禱罷了！」

雖然有些人的確只會祈禱，古人實際上也會利用藥草和針灸等各種在現代通用的治療方法。醫方明記載觀察病人狀態來診斷的「病相診斷」、探查疾病根源的「病因追求」等各種方法。

古代僧侶必須懂得利用藥草治療病人，也要善於祈禱，以現代的眼光來看，就是同時兼具醫師與僧侶兩種角色。

平安時代中期之後，僧醫的活躍逐漸引人注目

空海大師是平安時代初期的僧侶，平安時代中期之後，「僧醫」的活躍逐漸引人注目。僧醫就是如同字面上兼具僧侶與醫師的人，奈良時代（譯注：七一〇～七九四年）初期，已經出現爲人醫治的尼姑。由於朝廷明令禁止利用小道具和巫術（神明藉由附身在人的身上表達意念，也稱爲啓示、神託）進行治療，認可透過佛教祈禱和藥湯進行治療，佛教因此成爲治療的主流方法。

平安時代中期僧醫的活躍逐漸引人注目的原因在於，中下階層的僧侶爲了維持生活而從事醫療工作。由於醫療是基礎教育之一，表面上不允許僧侶

將醫療當作謀生的職業。當時僧侶必備的能力當中，醫療是較低端的行爲。

②臨終前的醫療與念佛

《往生要集》記載的護理與照護方法

比起現代，對於身處在更加貼近死亡時代的人來說，如何照護臨終之人好讓他們極樂往生，與消除病痛並列備受關注的重要議題。平安時代中期僧侶源信的著作《往生要集》引用大量與往生相關的文獻，說明如何照護臨終之人、該怎麼做才能往生極樂。

舉例來說，安排不同於原本住處的照護房，讓病人搬到那裡生活。這麼做的原因是，原本的住處堆積許多病人依戀的物品，住在此處會產生執著於現世的心情。因此家人和親友只能在最後臨終前一刻與病人見面，而且不能哭泣喊叫以免干擾病人。

此外，還會在佛像的手腕繫上繩子，讓病人握住繩子的另一端，營造出由佛祖引領前往極樂淨土的形象。負責照護的人必須處理病人的大小便與嘔吐物。病人必須相信自己能夠前往淨土往生而持續念佛。

《往生要集》廣爲流傳，對後世造成重大影響，書中描述的照護方式，成爲往後照護病人的基礎。

然而，這樣的照護方式只有富裕人家做得到，庶民的臨終情形可謂悲慘無比。死亡被視爲「汙穢」，人人避之唯恐不及，生重病看似無法醫治的僕人被隨意拋棄在路邊、河床、墓地、寺院乃稀鬆平常之事。

即使社會風氣如此，另一方面還是有人願意伸出援手。平城京、平安京設有救濟貧窮病人的施藥院、悲田院。兩院皆爲官方設立，由負責醫療和配藥的單位典藥寮指派官醫與僧侶主持營運——收容被遺棄在路邊的病人，除了提供食物和醫藥，也讓被收容者互相照顧。此處收容許多重病者，不少人在此過世，稱得上是臨終照護院所的先驅。

藥物能治癒疾病，卻無法治癒生命

除了臨終照護院所以外，末期醫療該進行到何種程度這個非常新穎的議題，其實很早之前就已經存在了。讀者們是否嚇了一跳呢？中國唐朝初期的僧侶善導（六一三～六八一年）在著作中針對「死亡之前的醫療是否必要」的問題回答：「醫藥能治癒疾病，卻無法治癒生命。」意思是，醫藥無法讓人免除死亡。

此外，平安時代的僧侶覺鑁說：「臨終前對於家人與財物的依戀、對於自己身體的依戀、對於這個世間的依戀，都會讓死亡變得更加艱辛，使人心煩意亂。」又說：「在壽命尚未底定的情況下進行醫療，就不會喚醒對於自己身體的依戀。」意味著，一旦壽命底定就不再進行醫療，壽命底定之後進行的醫療將會喚起對於自己身體的依戀。假如直到最後一刻依然持續積極治療，就會在無法接受死亡的情況下離世，這也是現代病人面臨的問題。

另一方面，同樣爲平安時代的僧侶湛秀則認爲，提供醫藥能夠使病人專注於往生極樂，避免病人過於痛楚導致無法念佛。這一點與現代安寧療護的理念相同。

③僧醫的活躍與衰退史

官醫的世襲與腐敗，僧醫獲得重用

平安時代中期，僧醫的活躍逐漸引人注目，此後其存在感越來越強烈。從平安時代末期至鎌倉時代初期擔任公卿的九條兼實，在他的日記《玉葉》記述：「長年接受官醫的治療，病痛不僅沒有痊癒，反而更加嚴重，因此請民間的僧醫大善坊爲我進行針灸。此爲極密事項，倘若被公諸於眾，將遭受各方責難，此舉全是爲了活命而爲之。」

天皇與公卿們生病時，理當由官醫進行治療。求助於來歷不明的僧醫，堪稱驚世駭俗之舉。無奈官醫的能力太差，九條兼實不得不這麼做。

自鎌倉時代起，由於世襲制度造成的弊端，官醫不再努力學習新的醫學

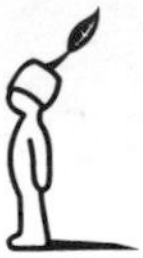

知識，一心只想著守住自己的地位而終日汲汲營營，導致官醫的能力越來越差。相反地，僧醫與民醫極具進取精神，非常積極鑽研新的醫學，不斷提升專業能力，活躍範圍日益擴大。尤其新興勢力的武士四處征戰，特別重用僧醫，使僧醫的存在感迅速躍升。

檀家出現，僧醫消失

到了江戶時代（譯注：一六〇三～一八六八年），村醫或町醫等民醫、隸屬於藩的藩醫、身兼儒者與醫師的儒醫，乃至於學習荷蘭醫學的蘭醫，各種醫師如雨後春筍般湧現，僧醫的活躍範圍逐漸縮減。

此外，實施寺請制度之後，寺院擁有固定捐獻的檀家（施主），收入來源獲得保障。寺院收取檀家的捐獻，負責一切喪葬、祭祀、供奉等事宜，也向檀家徵收寺院改建費用等各種名目的資金。如此一來，僧侶不再需要藉由行醫來維持生活，僧醫的數量便急速減少。

寺請制度是民眾為了證明自己並非天主教徒，請寺院核發佛教檀信徒的證明文書。庶民為了取得寺請證文，成為寺院的檀家。寺院擁有檀家之後，不需要特別努力就能維持生活，佛教因此逐漸沒落，最終導致葬祭佛教化的現象。

明治時代（譯注：一八六八～一九一二年）開始實施醫師許可制，舉辦醫師資格考試，西洋醫取代原本的漢方醫而逐漸盛行。明治時代之後，西洋醫學成為日本醫療的主流。

2. 安寧緩和醫療病房（安寧療護醫院、機構）與靈性層面的痛苦

① 何謂安寧緩和醫療病房？

安寧緩和醫療病房和普通醫院有何不同？

現今的日本，細數醫療與宗教的交接點，大概只有安寧緩和醫療病房，宗教才能合理地進入醫療現場。安寧緩和醫療病房是透過「安寧療護」舒緩身心痛苦的醫院和醫療機構，在自己的家裡進行安寧療護則稱爲「居家安寧療護」。

日本最早實施安寧療護的是一九七三年大阪淀川基督教醫院。最早設置一棟獨立醫院作爲安寧緩和醫療病房的是一九八一年濱松市聖隸三方原醫院。二者皆爲基督教體系醫院，院內設有禮拜室與教會，由擔任聖職者的牧

師傾聽院內病人的心聲。

安寧緩和醫療病房與一般的醫院和機構最大的差異在於不提供積極治療。以癌症爲例，一般醫院以手術、抗癌藥物、放射線等三大療法爲主，進行積極治療。相反地，安寧緩和醫療病房基本上不會進行以治癒疾病爲目標的治療行爲，只會提供消除痛苦與不安的治療，也就是安寧療護。

因此，唯有末期病人才會入住安寧緩和醫療病房。然而，實際上並非所有疾病的末期病人都能入住。在日本，只有癌症、愛滋病、心臟衰竭被列爲安寧療護的對象，因此入住安寧緩和醫療病房的人基本上都是這三種疾病的末期病人。安寧療護除了醫療專業的醫師以外，還有護理師、藥劑師、心理治療師共同組成團隊。這個安寧療護團隊只有爲癌症、愛滋病、心臟衰竭的末期病人進行診察治療時才能獲得報酬。（譯注：這是日本的制度，與台灣不同。）

安寧療護不僅治癒身體，也治癒心靈

那麼詳細來說，安寧療護是什麼樣的醫療呢？以下爲世界衛生組織（WHO）的定義——

安寧療護的服務對象爲患有危害生命健康之疾病的病人與其家屬，從患病初期便針對疾病造成的痛楚、身體的問題、心理社會問題、靈性層面的問題進行確實評估，制定預防方針及對策來排除各種障礙，改善生活品質。

簡而言之，安寧療護的核心理念爲「服務對象不限於病人，亦包含家屬；」、「除了疾病造成的痛楚與身體的問題以外，也設法解決心理社會問題、以及靈性層面的問題；」、「致力於改善生活品質。」

「心理社會問題」包含因焦慮不安、挫折沮喪導致憂鬱狀態的精神問題，以及工作、金錢、人際關係各方面的社會問題。

說到「靈性層面」，或許有人聯想到靈體之類的靈異現象，通常靈性層面指的是 spiritual 字面上的意思。（譯注：這一段的原文為「スピリチュアル」直接翻譯成日文是「靈體的」，會讓人聯想到靈異現象，因此在書中直接用外來語スピリチュアル表示靈性層面的意思。）靈性層面的問題，也就是 spiritual pain，意思是「靈性層面的痛苦」。（譯注：這一段的原文為スピリチュアル・ペイン翻譯成日文是「靈魂的痛苦」，由於這個詞較難以意會，因此直接用外來語スピリチュアル・ペイン表示。）

如同ＷＨＯ倡導從「患病初期」做起，安寧療護並非只在末期階段才能實施，反而應該從初期就開始採取行動。安寧療護在不同時期所佔的比例都不同，初期應以治療爲優先，安寧療護的部分較少；臨近末期時，安寧療護的比例逐漸增大。具體而言，針對病人的痛楚、疲倦、噁心想吐等身體問題的舒緩，必須在初期與治療同時進行，而緩解靈性層面痛苦的時間點，通常在末期階段才開始實施。

②靈性層面的痛苦是什麼？

沒有答案的問題即為靈性層面的痛苦

靈性層面的痛苦可說是末期階段特有的問題，我希望無論面對什麼疾病，都能多加充實「靈性層面的療護」。那麼，靈性層面的痛苦到底是什麼呢？

我認爲靈性層面的痛苦是「無法回答的問題。」提出無法回答的問題，其實就是源自於靈性層面的痛苦所發出的言語。

舉例來說，「為什麼會死？」、「我能活到什麼時候？」、「我的人生到底算什麼？」這些問題都沒有答案。也就是說，被問到了也無法回答。相反地，「什麼時候能夠出院？」就能輕易地回答：「手術結束後，進行復健，等到恢復至某種程度就能出院。」

被問到而無法回答的人覺得非常困惑。比如說，母親突然問：「你認為我的人生到底算什麼？」

被問的人恐怕會嚇一跳，嘴上說著：「你說什麼傻話！」、「不知道啦！」趕緊逃離現場。這個問題太沉重，令人難以招架，被問的人為了自保而倉皇躲避。

然而，面對這個問題不閃躲，願意傾聽對方是非常重要的。正因為沒有答案，只要專注傾聽就夠了。要注意的是，沒必要去欺騙提問的人。不需要安慰對方：「別這麼說，打起精神來！」只要傾聽臨終之人說話就夠了。假如靈性層面的痛苦有答案，也不會在我們這裡，而是潛藏在臨終之人的心底。

精神上的痛苦與靈性層面的痛苦有何不同？

那麼，靈性層面的痛苦與精神上的痛苦有何不同？

舉例來說，基於治療上的理由，病人被禁止下床，必須一直躺在床上。由於被勒令不准下床，就算很想起身也沒辦法，這就是精神上的痛苦。另一個例子是，在公司被上司欺負，因此不想去上班，這也是精神上的痛苦。

假如這個人說：「這樣的我，活著根本沒有意義。」這就是靈性層面的痛苦。精神上的痛苦與靈性層面的痛苦雖然有關聯，卻有著本質上的差異。兩者的痛苦非常相似，但痛苦的來源截然不同。

想要分辨這兩者，端看是否有解決之道。若想下床，或許可以小心翼翼起身，乘坐輪椅出門逛逛。不想上班的話，那就辭職吧！然而，靈性層面的痛苦沒有解決辦法。憑藉人類的力量也束手無策，才衍生出靈性層面的痛苦。

③是否有靈性層面痛苦的照護方式？

也有人抗拒入住安寧緩和醫療病房

第二章提到有些病人希望入住安寧緩和醫療病房卻無法如願，最後不得不被迫在自己的家裡過世。相反地，也有人非常抗拒入住安寧緩和醫療病

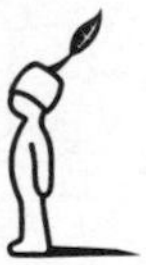

房。即使已經治療無效，依舊拒絕入住安寧緩和醫療病房，究竟是爲什麼呢？

簡單來說，治療方針改變得太突然，讓病人感覺被拋棄。病人一直以來都認爲，這款抗癌藥物可能有效，就算無效也有另一款藥物可以嘗試，總之病人和家屬一起齊心努力朝著治療的方針前進。醫師也表示：「會盡力爲你治療。」

沒想到，某天突然被告知：「治療無效。」彷彿盡全力快速奔跑時眼前突然出現一堵牆壁，以非常慘烈的姿態撞擊牆壁摔倒在地，一時間天旋地轉。在這種狀態下，根本無法思考牆壁的另一端還有什麼景象。即使有人提議：「接下來轉移到安寧緩和醫療病房吧！」病人只會認爲自己的身體狀況明明還不錯而堅決不同意。

爲了避免這種情況，有必要讓病人充分了解還有「停止治療，迎接死亡」的選項，但這句話不能由以治療爲本業的醫師或護理師說出口。假如沒有人告訴病人，病人就會以爲只有「繼續治療」單一選項，朝著這個目標全力以赴。

病人一旦認爲自己被拋棄，就會產生「我爲何非死不可？」靈性層面的痛苦，長久深陷其中無法自拔。假如被醫師告知「治療無效」，同時得知還有另一個選項，讓病人了解他可以主動選擇停止治療，就不會產生那麼強烈的被拋棄感，便能平靜地迎接人生終點。

有鑑於此，有必要讓某個人在某個時間點，告知病人除了繼續治療的選項以外，還有停止治療的選項，無論選擇哪個方向，每個人最終都要迎接死亡。我認爲，告知病人這件事，就是以僧侶爲首的臨床宗教師的任務。

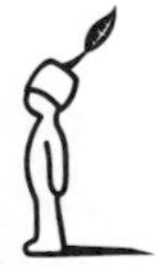

到頭來，能夠提供照護的人只有自己

我特別希望充實居家醫療的靈性照顧部分。然而被問到：「靈性層面的痛苦能夠受到照護嗎？」我只能回答：「沒有辦法。」能夠照護靈性層面痛苦的人，只有病人自己。

我們能夠做的事，並非減輕或消除靈性層面的痛苦，而是傾聽病人訴說。病人有話想說時，我們在旁邊傾聽，別出聲干擾。病人一邊說話，一邊在心裡梳理自己的情緒，我們只要陪伴守護即可。

針對病人吐露的內容，假如我們試圖開導：「你說這種話，會讓孩子很傷心。」就是在干擾病人。病人好不容易開始透過傾訴，在自己的心中尋找答案，一旦受到干擾，思路便會停滯不前。

只憑著病人自己一個人的力量，很難在尋找答案的過程中有所斬獲。這些問題都太沉重，倘若獨自承擔，很快會被壓垮。假如能夠向其他人傾訴，稍微減輕心理壓力，才有餘力好好地檢視自己。因此，我們只要當個不會出聲干擾的傾聽者就夠了。

我認為靈性照顧並不是針對靈性層面的痛苦提供照護，而是陪伴在飽受靈性層面痛苦的病人身邊，傾聽他們訴說。

周遭的人根據病人說的話來行動，反而讓病人不想再多說

我來分享一則靈性照顧的眞實案例。

這位病人長期在家中療養，除了醫師和護理師以外，還有職能治療師和按摩指壓師照顧他。儘管如此，病人依舊表示：「希望有人能夠專心聽我說話。」因此請我到他的家裡進行訪視。這位病人爲什麼希望有人能夠專心聽

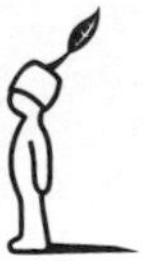

他說話呢？似乎是以下的事件造成的。

某一天，病人對按摩師說：「最近經常睡不著。」按摩師表示：「那就來一段幫助好眠的按摩吧！」從此之後，按摩師一直爲他進行助眠按摩。

按摩師會有這種反應，也是理所當然的吧！病人嘴上說著：「最近經常睡不著。」其實並非字面上的意思，而是流露出靈性層面的痛苦——過於心痛而睡不著。假如向醫師或護理師表示「睡不著」，只會得到「我開立安眠藥給你吧！」的回答，因此轉而求助於按摩師。按摩師卻做出相同的反應。

按摩師當然沒有錯。聽到病人這麼說，身爲按摩師自然會以自己的專業技能來解決問題。然而，病人從此之後再也沒有提出任何要求。因爲病人需要的不是對方根據自己說的話來採取行動，而是只要聽他傾訴就好。病人想要表達的並非「睡不著導致睡眠不足的困擾」這樣的身體不適，而是藉由說出「已經陷入睡不著的狀態」來傳達心靈的痛苦。

這個例子裡，病人說的話究竟想要表達身體不適，還是靈性層面的痛苦？實在非常難以判斷。面對這種情況，我們無須擅自判斷，最好的做法是直接詢問病人。聽到病人說：「經常睡不著。」反問他：「你需要什麼幫助？」假如病人表示：「希望增加安眠藥的劑量。」、「你能幫我腳底按摩嗎？」就按照病人的要求給予協助。倘若病人說：「什麼都不需要。」代表他正面臨靈性層面的痛苦，只要在一旁陪伴，聽他訴說即可。

3. 由僧侶負責心靈療護，台灣的照護現況

① 病人訴說：「看見腳邊豎立著光柱。」

臨床宗教師的言語和病人的心情

在台灣，由佛教僧侶擔任「臨床宗教師」，不僅在安寧緩和醫療病房服務，也會前往病人的家中訪視。他們與醫療單位共同合作，肩負起靈性照顧的部分。家裡的病床成爲醫療與宗教的交接點，正是我想要推行的目標。我希望日本汲取台灣的做法，自二〇一五年起，我每年都會造訪台灣，學習相關的制度，也會跟隨臨床宗教師一同前往病人的家裡進行訪視。

某一天，我跟隨前往訪視的病人家裡發生了這樣的事——

臨床宗教師與志工組隊合作，每一次都由同樣的臨床宗教師與志工去訪視同一位病人。這位志工剛好會氣功，經過數次訪視之後，病人對氣功有了初步認知，便由志工爲他施行氣功。志工對病人發送氣的期間，臨床宗教師在病人的床邊念誦經文。氣功結束後，再開始與病人和家屬交談。此時，病人詢問臨床宗教師：「最近腳邊經常出現豎立的光柱，那是什麼？」

倘若醫療人員聽到這番話，一定會認爲：「這是缺氧！」趕緊讓病人吸取氧氣。畢竟看見幻覺是大腦缺氧的徵兆。然而，臨床宗教師如此回答：

「這一切都是必經的過程。別擔心，不會有問題的。」

病人聽了之後，露出鬆一口氣的表情，閉上了眼睛。圍繞在他身邊的家屬也看似安心多了。

這樣的應對方式眞是太棒了！到了這個階段，即使讓病人吸入氧氣，身體也無法順利吸收，不可能讓病人達到精神奕奕的效果。比起無效地吸入氧氣，聽見信任的僧侶告知「別擔心」，更能令人放下心中的大石頭。面對科學無法處理的問題，我總算親眼目睹靈性照顧發揮功效的時刻。

學習醫療，卻完全不對外顯露

台灣的臨床宗教師由相當於日本東京大學的最高學府國立台灣大學之附設醫院「國立台灣大學醫學院附設醫院」（以下簡稱台大醫院）提議創設，由台大醫院協助培訓。想要成爲臨床宗教師，必須參與台灣大學醫學系與護理學系的課堂講義，並在台大醫院見習一年。隨後，跟隨臨床宗教師前輩在現場繼續研習。

稍後會詳細介紹日本的臨床宗教師現況。相對於日本並未將培訓課程與醫療教育結合，台灣著重於學習紮實的醫療基礎，這是兩國截然不同的差異之一。

由於學習過醫療基礎，聽見病人說：「看見光柱」，能夠理解大腦缺氧產生幻覺乃是臨終之人的必經過程之一。以這份理解爲前提，告知病人：「一切都是必經的過程。」臨床宗教師本身具備醫學知識，不會自亂陣腳胡亂臆測，才能完成僧侶應盡的任務。

一般人倘若具備醫學知識，往往希望多加發揮運用。即使不曾在醫療體系內學習，藉由長期累積照護經驗，也能獲得一定程度的相關知識。如此一來，便忍不住想要跨越身爲僧侶的界線，爲病人提供醫療建議。

病人偶爾詢問：「該怎麼做才能康復?」、「覺得好疲倦。」對這些問題提供醫療方面的答覆，並非僧侶該做的事。這種行爲可謂似是而非的醫療人員。

儘管認眞學習一定程度的醫療知識，卻完全不對外顯露，徹底堅守身爲僧侶的本分，眞是令人驚嘆。由此可見他們是多麼地嚴以律己。

②在醫院或自家都能與佛教合作

預立醫療決定書與臨床宗教師

請問各位讀者，當您來到患病末期，也就是臨死之際，會希望心肺復甦術與維生醫療施行到何種程度呢？想要進行心臟按摩嗎？安裝人工呼吸器？氣管插管術？胃造瘻或腸造瘻？面對這些選擇，請問您已經準備好預立醫療決定書了嗎？

在日本，雖然有些人會事先準備好預立醫療決定書，有些醫院也會在病人剛住院時請他填寫，但這只是表達病人自身意願的文件，並不具備法律效力。現實情況是，即使病人明確表示「拒絕一切維生醫療」，只要有一位家屬希望進行維生醫療，醫院就會爲病人提供維生醫療。

台灣於二〇〇〇年通過《安寧緩和醫療條例》，病人依法憑藉自己的意願選擇如何進行末期醫療，因此不會出現違背病人的意願，強制安裝人工呼吸器的情形。當然，病人不想事先準備預立醫療決定書也沒關係，亦可在中途變更決定書的內容。

這項制度的具體做法是，將患病末期是否施行心肺復甦術與維生醫療的「預立安寧緩和醫療暨維生醫療抉擇意願書」註記至健保卡的晶片裡，必要時醫院可根據這份文件施行病人希望的醫療方式。重點是，醫療機構不必非得爲病人提供心肺復甦術與維生醫療，便可降低醫療支出。站在政府的立場，藉由減少病人不希望的維生醫療來降低醫療支出，說不定才是這項制度的重點所在。

另一方面，大約也在二〇〇〇年左右開始培訓臨床宗教師。或許與通過《安寧緩和醫療條例》沒有直接關聯，政府大刀闊斧改革末期醫療的同時，醫界也開始嘗試充實靈性照顧的部分，我認爲絕非偶然。

從前文「看見光柱」的例子讓我們明白，由臨床宗教師肩負起靈性照顧，不需要讓病人無效地吸入氧氣，便能緩解眾人心中的疑慮，同時爲降低醫療支出貢獻一份心力。而且病人和家屬對於這種做法更加滿意。

在醫院死亡、在自家死亡的支援資源

台大醫院安寧緩和醫療病房設有常駐的臨床宗教師，負責院內病人的靈性照顧。安寧緩和醫療病房設有專供祈禱的房間，台大醫院的地下室也有祈禱室，住院的病人隨時都能使用。

居家療養的病人則由台北市「大悲學苑」派遣臨床宗教師進行訪視照護。

大悲學苑可說是訪視照護中心的僧侶版本。原本在台大醫院安寧緩和醫療病房服務的臨床宗教師與護理師，為了照護出院後的病人而獨立開設事務所。致力於照護出院後病人的原因是，在台灣，假如病人已經沒有康復之可能，許多人選擇回家療養。大悲學苑自二〇一三年開業至二〇一七年的五年之間，包括由台大醫院介紹的病人，以及個別前來尋求服務的病人，共計二百零九人。

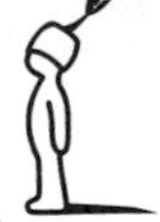

讀者們對於臨床宗教師是否由病人選擇指定一事感到好奇呢？人與人之間總是講究投緣與否，尤其病人還要展露自己內心的最深處，實在不是任何人都能勝任的工作。然而，病人和家屬都無法指名：「我想找那個人。」

儘管規定如此，卻沒有人抱怨。這是因爲台灣的臨床宗教師全都是德高望重的僧侶，深受民眾尊敬。台灣的僧侶與日本不同，是徹底的出家人。他們離家住在寺院裡，沒有妻子、丈夫、子女，沒有財產，過著嚴守戒律的生活。把娶妻和肉食視爲理所當然的日本僧侶雖然與他們的本質有所差異，但兩者也不至於完全截然不同。

相較於大多數人不信宗教的日本，台灣大多數人都擁有某種宗教信仰，這一點也是兩國之間的差異。台灣人透過對待僧侶的態度展現濃厚的信仰精神。

「死亡品質」指數排名，台灣為亞洲之冠

您聽說過 QOD（Quality of Death，死亡品質）嗎？

「死亡品質」乍聽之下有點恐怖，這是英國雜誌《經濟學人》自二〇一〇年起提倡的概念，針對臨終醫療，尤其是安寧療護的水準進行綜合評比。考察「安寧療護的環境」、「人力資源」、「費用」、「療護品質」、「公眾參與」五大指標，經過量化評比之後做出全球排名。

這項調查於二〇一〇年與二〇一五年舉行過二次。二〇一〇年調查四十個國家與地區，二〇一五年調查八十個國家與地區。兩次調查皆由英國排名第一，二〇一五年的分數為一百分當中的九十三點三分。二〇一五年排名第二的澳洲為九十一點六分，第三名紐西蘭八十七點六分，第四名愛爾蘭八十五點八分，第五名比利時八十四點五分，第六名台灣八十三點一分。亞

洲國家除了台灣以外，新加坡七十七點六分排名第十二，日本七十六點三分排名第十四。台灣的死亡品質爲亞洲之冠，全球前十名的亞洲國家只有台灣上榜。

QOD最低的三個國家分別是：第八十名伊拉克十二點五分，第七十九名孟加拉十四點一分，第七十八名菲律賓十五點三分。

《經濟學人》認爲發展安寧療護的必要條件，首先著重於國家的政策方針、醫師與護理師的養成教育；經濟費用方面則必須推廣治療、普及鴉片類止痛劑等等。倡導「提升民眾對於死亡的認知，以正面積極的態度談論死亡相關議題，重視地方公眾參與。」將巴西、希臘、台灣列爲公眾參與度高的國家。台灣不僅具有國家層級的政策，地方層級也有許多幫助民眾提升死亡認知的措施。

此外，台灣也被列爲個案研究之一，探討台灣如何提升死亡品質。文中刊載台大醫院陳慶餘名譽教授的論述，大意如下——

台灣安寧療護領域的革新目標之一，就是在病症管理以外，加強重視靈性照顧的部分。財團法人佛教蓮花基金會與台大醫院緩和醫療病房合作，培訓佛教僧侶及僧尼，以期完善安寧療護當中的靈性照顧。陳榮基博士發現，台灣人接近百分之七十人口是佛教徒，臨床宗教師陪伴在側時，病人與家屬都有非常正向的反應。

陳榮基博士爲台大醫院前副院長，是推動臨床宗教師培訓制度的核心人物之一。

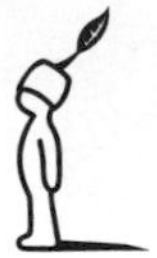

陳慶餘教授的這段話顯示，培訓臨床宗教師的目標爲「提升安寧療護的品質。」在醫師的提議主導之下呈現顯著的成效，確實提升台灣的安寧療護品質。大多數民眾也非常樂見由臨床宗教師負責靈性照顧。

我實際跟隨臨床宗教師前往病人的家中訪視，並參觀台大醫院的安寧緩和醫療病房，從中獲得的感受與陳慶餘教授的論述一致。

③台灣與日本的臨床宗教師現況差異

台灣以捐獻做為回饋

台灣的臨床宗教師與日本的臨床宗教師，二者的目標幾乎完全一致，但仍有些微的不同之處。

台灣的一項調查指出，百分之八十六民眾信仰某種宗教，相對之下，百分之七十二的日本人沒有宗教信仰。台灣許多病人得知康復無望之後，出院回家療養；日本大多數病人直到最後一刻仍持續接受治療，最後在醫院裡過世。這些差異導致醫療現場對於宗教的接受度有所不同，已於前文論述過。

此外，前文也介紹過台灣的僧侶爲出家人，頗受民眾尊敬。因此民眾不會抗拒對寺院或僧侶進行捐獻。相對地，日本民眾經常在舉辦喪禮時感到困惑：「到底要包多少錢才恰當？」許多民眾都曾心生抗拒：「爲什麼憑著佛經和法號，我們就非得付這麼多錢不可？」

在這樣的社會氛圍之下，零售業龍頭永旺集團（AEON）旗下的葬儀社爲民眾介紹僧侶的同時，提供全國統一的捐獻基準，也就是價目表。這項新的嘗試獲得消費者的好評，卻遭到由傳統佛教各宗派組成的全日本佛教會的強烈批判，永旺集團因此刪除捐獻價目表。

這件事發生在二〇一〇年，被稱爲「永旺集團捐獻基準公開事件」，引起軒然大波。雖然永旺集團是第一個公開捐獻基準的葬儀社，卻不是唯一這麼做的公司。即使這個事件也無法抵擋時代的潮流，現在永旺集團葬儀社依舊以「捐獻金額之基準範例」的名目公開各種喪禮的捐獻金額。

這種情況反映出，對日本人來說，捐獻再也不是因爲基於「感恩」而流露出虔誠的宗教心，而是針對獲得的服務所付出的代價。反觀台灣，展現虔誠的宗教心而進行捐獻的觀念早已深植人心。因此在受到臨床宗教師的照護之後，心甘情願地主動捐獻。捐獻的形式除了給予現金以外，也有人自掏腰包印刷數百冊經書捐獻，即便是經濟不甚寬裕的人，也願意捐獻不小的金額。

我認爲這樣的捐獻，也就是收費金額的議題，已經成爲日本臨床宗教師的一道難關。假如是傾聽客戶傾訴的諮商師，根據諮商時間長度來制定收費金額，完全合情合理。然而，訂定一小時的收費基準之後再請臨床宗教師來協助，讓人感覺似乎不太恰當。

在喪禮上聘請僧侶，僧侶的工作就是確保儀式順利進行。喪禮的過程中，家屬不會向僧侶吐露內心的心聲，因此事先訂定收費金額也無妨。臨床宗教師的任務是靈性照顧，假如事先聲明：「一小時收費三千日圓。」病人有辦法將內心深處的心聲，甚至是沉重的煩惱，立刻一股腦地傾訴嗎？制定收費基準的做法，可能讓臨床宗教師與病人都認爲他們並非宗教人士，而是領時薪的工讀生。

像台灣這樣，由僧侶安靜地陪伴病人，病人在僧侶的陪伴之下開口吐露心聲，病人過世後，家屬主動提出捐獻的做法眞的很棒。如何捐獻卻成爲日本的一道難關。

源於東日本大震災的日本臨床宗教師

二〇一一年三月的東日本大震災，是日本臨床宗教師的發源契機。宗教人士目睹如此悲慘的受災情況，希望爲此貢獻一份心力，於同年五月開辦「心靈諮詢室」，展開撫慰受災戶心靈的活動。

爲此，宗教學者們設立宗教者災害支援聯絡會。翌年二〇一二年，於東北大學開設臨床宗教師的培訓講座。隨後也在龍谷大學開設培訓課程，至二〇一八年三月已有八所大學及研究機構開設培訓研習課程。

制定臨床宗教師的認可制度後，通過資格認定審查的「認定臨床宗教師」至二〇一八年三月已有一百四十六人。每年舉辦二次認定審查，未來將有越來越多認定者爲大眾服務。

台灣與日本的臨床宗教師有何不同？

台灣臨床宗教師與日本最大的差異，首先在於台灣的臨床宗教師只以佛教僧侶爲培訓對象，日本的臨床宗教師則不分宗教宗派。日本以佛教僧侶佔最多數，卻不限於僧侶，無論是神道教、基督教、伊斯蘭教，只要是宗教人士皆可。然而，臨床宗教師不以傳教、布道爲目的，而是尊重病人的價值觀，專注於靈性照顧，台灣和日本在這一點的立場相同。

台灣和日本的培訓研習課程也不同。台灣由台大醫院負責培訓，提供扎實的醫學教育。台灣的臨床宗教師都具備一定程度的醫療知識。反觀日本，我所接受的臨床宗教師培訓研習課程，並未包含任何醫學知識。大概只有我一個人認爲，爲了理解病人目前的狀態而必須注重醫學教育吧！

雖然臨床宗教師不需要展露醫學知識，假如缺乏醫學知識，聽見病人說：「看見光柱。」有辦法做出確切的回應嗎？面對已經邁入臨終階段的病人，實在不適合再爲他加油打氣。相反地，假如臨床宗教師回應：「你已經不行了。」不僅無法鼓勵再怎麼努力也無法恢復精神的病人，也很難進入靈性照顧的氛圍。

在日本，各大學和研究機構的臨床宗教師培訓課程都不同。宗教學、心理學、諮商技巧、靈性照顧等學科大致相同，但培訓時間有半年的，也有一年的。有些學校每個月只需要到校一次，有些學校則要求每週到校四天，各校的做法差距甚大。

想要獲得資格認定，只需完成培訓研習課程，或累積類似於臨床宗教師的臨床經驗三百小時以上，提交必要的文件，即可獲得資格認定。相較於台灣必須累積臨床經驗、並獲得前輩的認可才能成爲臨床宗教師，日本只要完成研習課程就夠了，這樣的認定基準實在太過簡單。

醫療與宗教該怎麼合作，是當今的重要課題

日本目前尚未制定醫療機構和臨床宗教師共同合作的制度。在台灣，病人離開台大醫院後，假如需要精神方面的支援，台大醫院會聯繫大悲學苑提供相關服務。病人的家屬亦可直接洽詢大悲學苑尋求協助。

在日本，現在以臨床宗教師的身分在安寧緩和醫療病房與居家醫療現場服務的人，實屬極少數。甚至其中大多數人並非直接與病人聯繫，而是透過第三方介紹。我自己的服務對象也幾乎都是由參加過我的講座的聽眾、或親友介紹而來。換言之，幾乎沒有個人直接與我聯繫的案例，意味著大多數人不知道臨床宗教師這樣的資源，這成爲一大問題。

此外，安寧緩和醫療病房與病人之間的關係已是既得利益者，外部的臨床宗教師無法介入也是另一個問題。假如院方的專業能力不足，或是被判定與病人的適性不合，卻爲了不讓外部的臨床宗教師有機可乘，而延遲揭露問題導致病人陷入險境。安寧緩和醫療病房原本應該是多位臨床宗教師互相切磋琢磨、共同合作的環境才對。

基於這些狀況，日本的病人即使希望由個人直接聯繫臨床宗教師，也不知道該如何進行。

個人聯繫臨床宗教師的方法，除了透過第三方介紹，也可以透過寺院的網站直接洽詢，或連繫日本臨床宗教師協會。聯繫日本臨床宗教師協會，協會將轉介當地的支會，由支會的成員前往訪視。如此一來，病人就無法選擇臨床宗教師。

此處浮現的問題是，日本人對於僧侶的態度。台灣的僧侶皆為出家人且深受民眾尊敬，無論派誰來服務，病人都沒有異議。然而，日本的情況呢？只能透過第三方介紹，選擇對象被限縮在第三方能夠聯繫到的範圍裡。畢竟透過第三方聘請的臨床宗教師，不一定符合病人的需求。

如同臺大醫院與大悲學苑的合作模式，病人住院時就開始接觸臨床宗教師，出院返家後也持續與臨床宗教師接觸，才是最好的做法。至於費用問題，臨床宗教師作為安寧療護的一部分，假如能夠由醫療保險來支付就更棒了。倘若希望由醫療保險來支付，就必須提出證據證實，由於臨床宗教師的介入而免除無效的維生醫療，因此得以降低醫療支出。這些證據若能促使臨床宗教師納入靈性照顧的公共資源，一定能讓居家療護變得更輕鬆。

若要將臨床宗教師納入公共安寧緩和醫療資源，臨床宗教師本身必須具備醫療知識，也要不斷精進專業能力。提供臨床宗教師互相切磋琢磨的環境亦爲重要課題之一。如此一來，由臨床宗教師肩負起靈性照顧的日子就不遠了！

日本每年死亡人數達到一百三十萬人以上，邁入多死時代。無論從病床數不足、或是減少醫療支出的層面來看，不得不在自己的家裡迎接人生終點的人越來越多。倘若無法安心居家療養，最後一刻還是會忍不住呼叫救護車，強迫病人接受並不想要的維生醫療。如此一來，眞正面臨生死一瞬間的人反而等不到救護車，必須緊急住院的人卻沒有病床，這種狀況頻傳的情況下，根本無法降低醫療支出。

想要解決這些問題，就必須研擬出每個人都能安心居家療養的制度。爲了實現這個制度，如何善用臨床宗教師便是不可欠缺的課題。

後記

撰寫本書時，讓我再度回想起與丈夫一起度過的最後時光。雖然許多場景的記憶都非常鮮明，卻想不起來到底是何年何月發生的事。時光的流逝無法倒流，回憶的場景卻總是不按照時間軸來浮現。

最後的半年裡，我辦理留職停薪，與丈夫二十四小時一直待在一起的每一天，實在發生太多各種各樣的事，我的心情千愁萬緒混亂不已。儘管如此，某種類似於我的靈魂的東西其實並非時刻存留在我的心中，如今回顧這一切，彷彿只存在於一陣濃霧的彼端。在這一陣濃霧當中，偶爾會有一瞬間的場景彷彿被裁切下來，綻放鮮明的色彩，輕柔地浮現出來。

某一天早晨，天氣極爲晴朗，從廚房窗戶照射進來的陽光讓我的心情雀躍不已。我一邊哼著歌一邊洗碗，不知何時起床的丈夫站在廚房門口說：

「家裡有你的歌聲眞好。」對著我微笑……。

「小憂~小憂~」二樓的工作室傳來丈夫的呼喊聲，我急急忙忙跑上樓，丈夫一如往常盤腿坐在地上，面前放著工作用的電腦。我看見這幅景象鬆了口氣，忍不住抱怨：「什麼啊！害我嚇了一大跳！」丈夫只是想要靜靜地握著我的手，當時他的手掌心溫度……。

丈夫陷入持續沉睡狀態時，偶爾會睜開眼睛，無力地說：「這棟房子的地底下有一個停機棚，我死了以後就把我埋在那邊吧！」我吐槽他：「你在說什麼夢話！」兩人一起笑得東倒西歪的那一夜……。

一幕接著一幕的場景，輕柔地浮現，又再度深深沉入濃霧的底端。那時的自己到底幾歲、是哪一年、孩子們在做什麼、是春天還是夏天？我完全不記得。丈夫還活著的那個家，像是被重重蠶絲束縛成繭，與社會和時光的流逝隔絕，彷彿存在於另一個次元。

我和孩子們購物或上學時會走出家門，與外部世界交流。一旦打開玄關大門踏入家裡，把門關上的那一瞬間，又會進入以丈夫為中心的世界。我們都只是那個世界的居民，安靜地住在濃密的蠶繭中，過著與外部世界的時間軸與價值觀截然迥異的生活。

結束以丈夫為「正中心」的照護，從丈夫編織的世界返回常規世界，著實花費一段時間。我有很長一段時間都陷在「是我殺了他」的念頭裡。時至今日，這個念頭仍舊偶爾出其不意地襲擊我，震撼我的心。隨著經驗累積，我終於明白不要抵抗這股震撼，放任自身沉入滂沱而下的淚雨也沒關係。沉到底部，雙腿踩到地面，才能用力反彈向上跳。教導我這個道理的，就是名為時間的靈藥。

我的另一個心靈支柱，是在高野山修行時所觀見到的心象風景。舉行護摩修行時，首先誦唸三世諸佛之名，將修行者召集至護摩壇。待眾人集結完畢，便莊嚴肅穆地點火焚燒護摩木。火焰燃燒殆盡後，殘留在爐子中的灰燼代表修行者懷有邪心者爲黑，懷有清心者爲白。

反覆進行護摩修行時的某一天，我領悟到這個儀式要讓我們觀見的，正是人的生死之理。

黑暗宇宙的各個角落裡，極爲微小的粒子（佛）耗費很長的時間一點一滴集結在一起。藉由點燃微小的火種（生）讓集結的粒子形成實體（人）站立起來。點燃的火種起初微微燃燒（幼兒），火勢逐漸增大（學童），有時看似快要熄滅、有時冒出濃煙（青年），火勢越來越旺，形成熊熊烈焰（成人）。燃燒到頂點之後，火勢逐漸減弱（老年），最後熄滅（死亡）。爐子中殘留的白灰，宛如與火葬場中丈夫的屍骨一樣白。從現實世界獲得解放的粒子再度噴散至宇宙中。有朝一日，再次重新集結，展開另一次新生。我含著丈夫火葬的那一天一滴都沒流的眼淚，理解接納這一切。

有些無法只靠腦袋去理解，而必須親身經歷後才能體會的感覺很難用言語表達。當我重返醫療現場後，我發現許多人跟我一樣，擁有這種親身經歷後才能體會的感覺。這些人，都是臨終之人，以及目睹臨終之人過世的人。而我只是與這些人悄聲談論這種感覺而已。我也無法確定這麼做是否就是撫慰臨終之人的心靈。

丈夫過世七週年，光文社新書編輯部的三宅貴久先生提供給我回顧過往的機會。以及耐心傾聽我的笨拙言詞，並幫忙做出總結的佐佐木德子女士。百忙之中抽空閱覽本書內容，給予指導的師僧千光寺住持大下大圓老師、榎本診所理事長榎本稔先生。我由衷感謝眞摯地從醫學立場爲我解答疑惑的新板橋診所院長清水公一先生。此外，本書或許也是習慣悄悄準備驚喜，看見

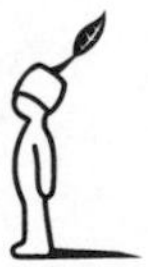

我開心的表情就得意地用鼻子噴氣的丈夫送給我的禮物，謝謝你！

本書有些部分是我個人思考後的心得，我做出的解釋或許不一定正確。我只是想要分享越過「死亡」這股能量的轉換地點時所發生的各種事情，至於我尚未領悟的部分還在探詢當中。我一邊振筆撰寫本書，一邊爲自己班門弄斧的行徑感到不好意思。

今後會有一段時期越來越多人死亡，多死時代將持續下去。雖然我的能力有限，我不想用華麗的表象將死亡包裝成沒有用的裝飾品，而是期望重新打造一個能夠讓人仔細體會死亡的恐怖、嫌惡、哀傷、悲痛的照護場所與文化。

無論如何，我們的時間都不可能停止，只會不斷地流逝。偶爾也會思索：「假如我現在參加護摩修行，能夠燃燒多久呢？」、「之後能夠持續燃燒不滅嗎？」我不知道答案是什麼。這不是人類能夠做到的事。

我只知道一件事——只要心裡想著：「每天一心一意盡力處理眼前的事。」這副努力拚搏的模樣一定會受到佛祖保佑（對我來說是佛祖，根據每個人的喜好不同，也可以是已經過世的母親、親愛的祖母、最寵愛的小狗等等）。

我們殘留的白色灰燼，將向下一個世代傳達什麼理念呢？我們的火焰將熊熊燃燒直到化爲灰燼爲止。隨後又恢復成粒子，等待有朝一日在某處再度相聚。下一次說不定在同一處護摩壇集結，一起凝結成實體。到了那一刻，還請多多關照。

二〇一八年十二月

玉置妙憂

參考文獻

平成二十九年度（二〇一七年）　人生最終階段的醫療相關觀念之調查結果
https://www.mhlw.go.jp/file/05-Shingikai-10801000-Iseikyoku-Soumuka/0000200749.pdf

日本人的國民性調查
http://www.ism.ac.jp/kokuminsei/table/index.html

國立癌症研究中心　癌症資訊服務
https://ganjoho.jp/public/index.html

厚生勞動省　安寧療護
https://www.mhlw.go.jp/stf/seisakunitsuite/bunya/kenkou_iryou/kenkou/gan/gan_kanwa.html

ＮＰＯ法人日本安寧緩和醫療學會
https://www.jspm.ne.jp

宗教年鑑　平成二十九年（二〇一七年）版
http://www.bunka.go.jp/tokei_hakusho_shuppan/hakusho_nenjihokokusho/shukyo_nenkan/pdf/h29nenkan.pdf

便利商店統計資料
http://www.jfa-fc.or.jp/particle/320.html

日本未來推估人口

http://www.ipss.go.jp/pp-zenkoku/j/zenkoku2017/pp29_ReportALL.pdf

內閣府　高齡化的狀況

https://www8.cao.go.jp/kourei/whitepaper/w-2018/html/zenbun/s1_1_1.html

安寧緩和醫療條例

http://www.tho.org.tw/xms/toc/list.php?courseID=14

http://www.cape.bun.kyoto-u.ac.jp/wp-content/uploads/2015/12/59584e2dd0c9b07b5e59f2e55efd256c.pdf

死亡品質

https://eiuperspectives.economist.com/sites/default/files/2015%20EIU%20Quality%20of%20Death%20Index%20Oct%2029%20FINAL.pdf

台灣的宗教

https://jp.taiwan.net.tw/m1.aspx?sNo=0003009

https://jp.taiwantoday.tw/news.php?unit=190,416&post=74760

https://ja.wikipedia.org/wiki/ 台湾の宗教

臨床宗教師

《產經新聞》二〇一八年八月一日晚報

永旺集團葬儀社

https://www.aeonlife.jp/expense/option/buddhistpriest.html

佛教與醫療

《日本佛教的醫療史》新村拓著，法政大學出版社

《死亡與疾病與看護的社會史》新村拓著，法政大學出版社
《治癒疾病的僧侶——日本中世紀前期之醫療救濟——》長崎陽子，龍谷大學，人類、科學、宗教開放研究中心「以佛教生命觀爲基礎之人類科學之綜合研究」研究成果二〇〇八年度報告書
https://buddhism-orc.ryukoku.ac.jp/old/ja/annual_report_ja/annual_report_2008_365-374_ja.html

衆生系列　JP0192

瀕死的慰藉——結合醫療與宗教的臨終照護

死にゆく人の心に寄りそう　医療と宗教の間のケア

作　　者／玉置妙憂
譯　　者／洪玉珊
責任編輯／劉昱伶
業　　務／顏宏紋

總 編 輯／張嘉芳
出　　版／橡樹林文化
城邦文化事業股份有限公司
104 台北市民生東路二段 141 號 5 樓
電話：(02)2500-7696　傳眞：(02)2500-1951
發　　行／英屬蓋曼群島商家庭傳媒股份有限公司城邦分公司
104 台北市中山區民生東路二段 141 號 2 樓
客服服務專線：(02)25007718；25001991
24 小時傳眞專線：(02)25001990；25001991
服務時間：週一至週五上午 09:30 ～ 12:00；下午 13:30 ～ 17:00
劃撥帳號：19863813　戶名：書虫股份有限公司
讀者服務信箱：service@readingclub.com.tw
香港發行所／城邦（香港）出版集團有限公司
香港灣仔駱克道 193 號東超商業中心 1 樓
電話：(852)25086231　傳眞：(852)25789337
Email: hkcite@biznetvigator.com
馬新發行所／城邦（馬新）出版集團【Cité (M) Sdn.Bhd. (458372 U)】
41, Jalan Radin Anum, Bandar Baru Sri Petaling,
57000 Kuala Lumpur, Malaysia.
電話：(603) 90578822　傳眞：(603) 90576622
Email：cite@cite.com.my

內文排版／歐陽碧智
封面設計／兩棵酸梅
印　　刷／韋懋實業有限公司

初版一刷／ 2022 年 3 月
ISBN ／ 978-626-95738-3-7
定價／ 380 元
城邦讀書花園
www.cite.com.tw

國家圖書館出版品預行編目（CIP）資料

瀕死的慰藉：結合醫療與宗教的臨終照護 / 玉置妙憂著；洪玉珊譯. -- 初版. -- 臺北市：橡樹林文化，城邦文化事業股份有限公司出版：英屬蓋曼群島商家庭傳媒股份有限公司城邦分公司發行，2022.03
面；　公分. --（衆生；JP0192）
譯自：死にゆく人の心に寄りそう：医療と宗教の間のケア
ISBN 978-626-95738-3-7（平裝）

1. 宗教療法　2. 生命終期照護　3. 生死學

418.982　　111001243

廣　告　回　函
北區郵政管理局登記證
北 台 字 第 10158 號
郵資已付　免貼郵票

104 台北市中山區民生東路二段 141 號 5 樓

城邦文化事業股份有限公司
橡樹林出版事業部　收

請沿虛線剪下對折裝訂寄回，謝謝！

|橡|樹|林|

書名：瀕死的慰藉——結合醫療與宗教的臨終照護　書號：JP0192

橡樹林文化

讀者回函卡

感謝您對橡樹林出版社之支持，請將您的建議提供給我們參考與改進；請別忘了給我們一些鼓勵，我們會更加努力，出版好書與您結緣。

姓名：________________ □女 □男 生日：西元__________年

Email：______________________________

● 您從何處知道此書？

□書店 □書訊 □書評 □報紙 □廣播 □網路 □廣告 DM

□親友介紹 □橡樹林電子報 □其他______________

● 您以何種方式購買本書？

□誠品書店 □誠品網路書店 □金石堂書店 □金石堂網路書店

□博客來網路書店 □其他____________

● 您希望我們未來出版哪一種主題的書？（可複選）

□佛法生活應用 □教理 □實修法門介紹 □大師開示 □大師傳記

□佛教圖解百科 □其他______________

● 您對本書的建議：

____

____

____

非常感謝您提供基本資料，基於行銷及客戶管理或其他合於營業登記項目或章程所定業務需要之目的，家庭傳媒集團（即英屬蓋曼群商家庭傳媒股分有限公司城邦分公司、城邦文化事業股分有限公司、書虫股分有限公司、墨刻出版股分有限公司、城邦原創股分有限公司）於本集團之營運期間及地區內，將不定期以MAIL訊息發送方式，利用您的個人資料於提供讀者產品相關之消費與活動訊息，如您有依照個資法第三條或其他需服務之務，得致電本公司客服。

我已經完全了解左述內容，並同意本人資料依上述範圍內使用。

________________（簽名）

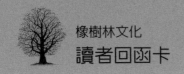

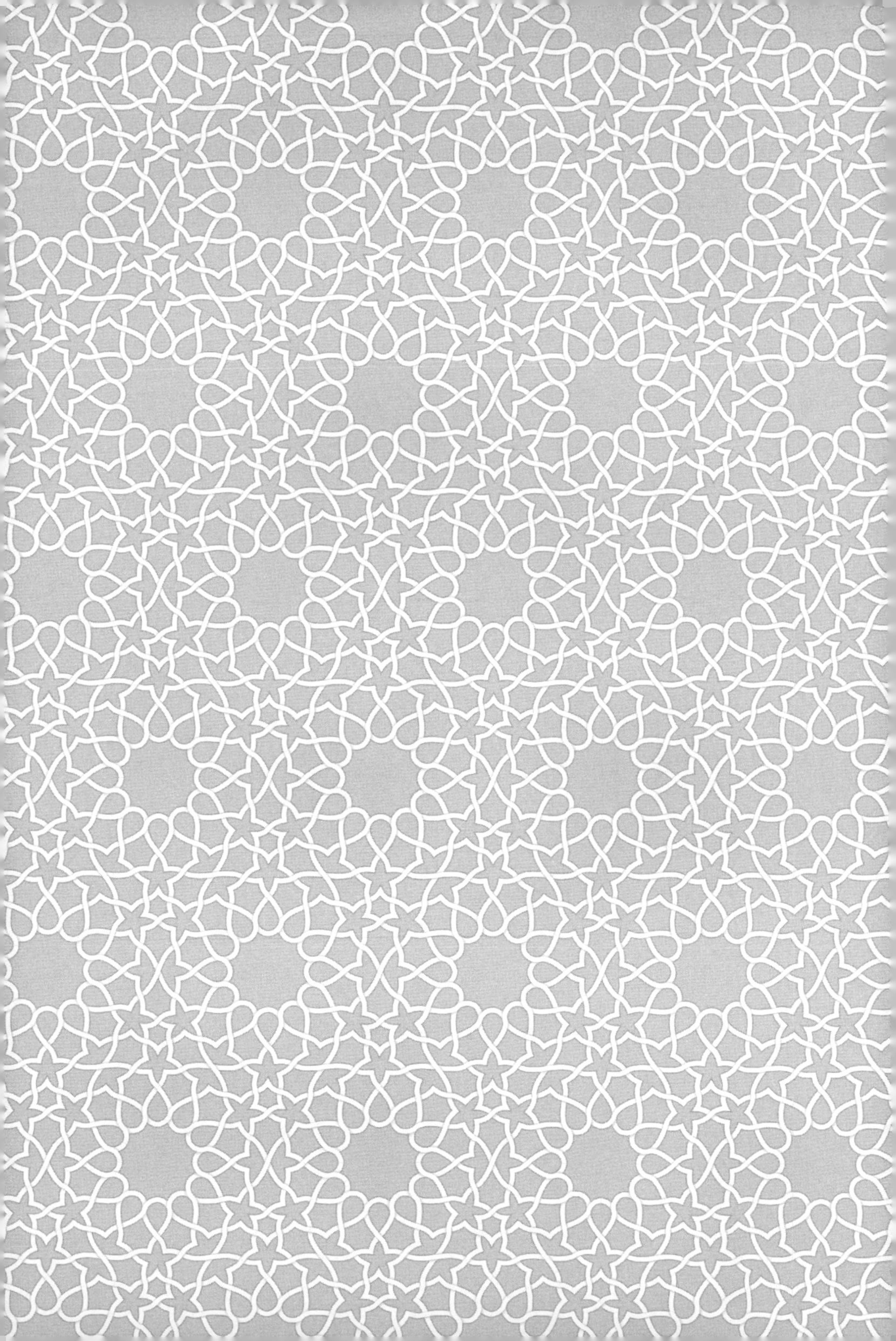

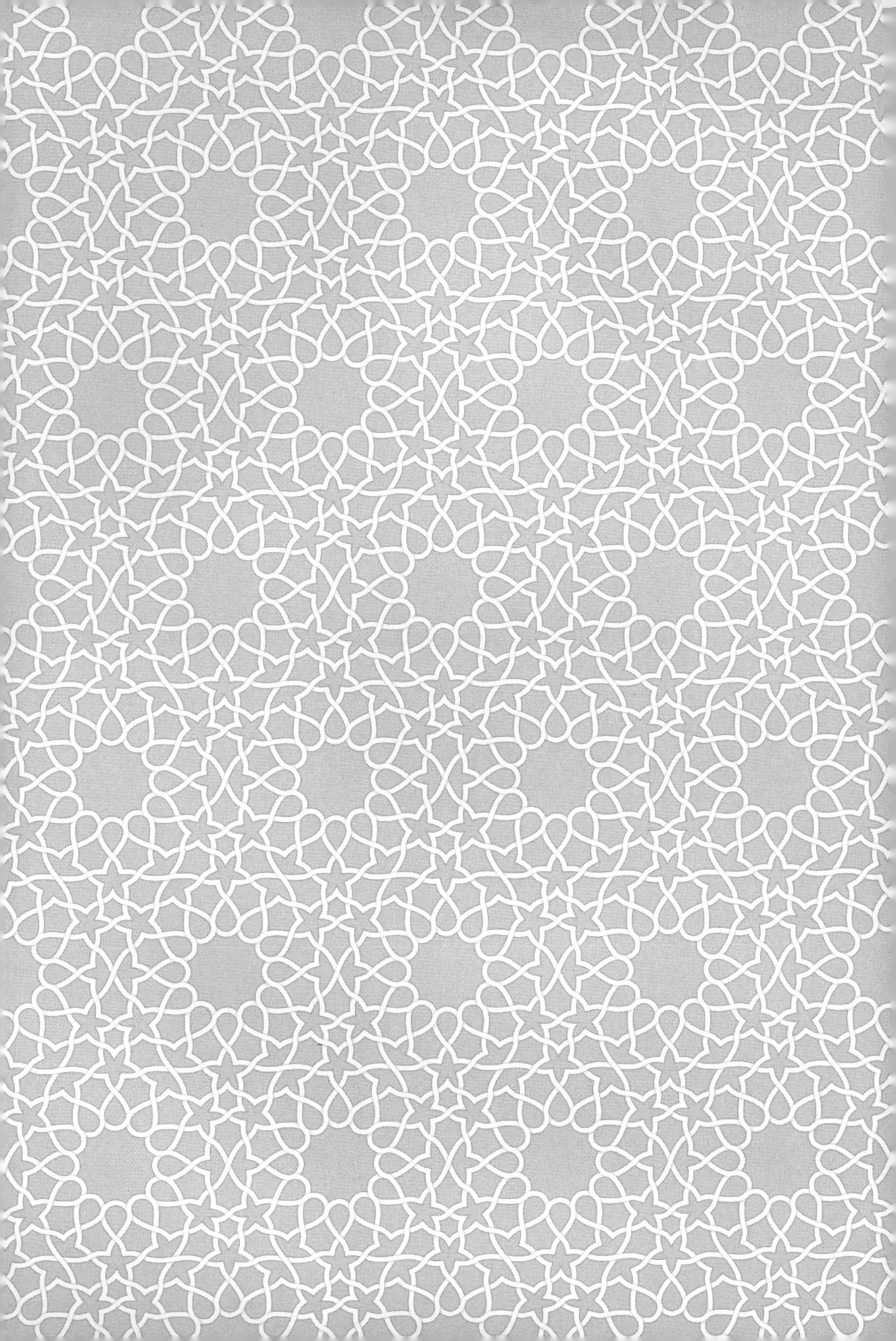